医学口頭発表のエッセンス

G.M.ホール
編

代田常道
J.P.バロン
訳

朝倉書店

HOW TO PRESENT AT MEETINGS

Edited by

George M Hall
*Professor of Anaesthesia and Intensive Care Medicine
St George's Hospital Medical School, London*

© BMJ Publishing Group Limited 2001. All Rights Reserved.

How to Present at Meetings was originally published in English in 2001. This translation is published by arrangement with BMJ Publishing Group Limited.

推　薦　文

学校法人東京医科大学理事長
東京医科大学名誉教授　伊　藤　久　雄

　このたび，St George's Hospital Medical School の麻酔科，集中治療室の教授である George M Hall 博士の編集による，『How to Present at Meetings（医学口頭発表のエッセンス）』の日本語訳が出版されることとなった．

　日本の医学，医療の発展は今さら言うまでもなく目覚ましいものがあり，それに伴って学会や分科会，研究会まで入れると，毎日のように誰かが，何処かで幾つかの研究発表を行っているといった現状である．

　ところが，医学部の教育課程の中で発表論文の書き方やその心構え，講演の仕方などを教える講義を持っているところはほとんどないし，ましてや英語論文の書き方や発表の仕方を講義している大学など，ごくほんの一部に過ぎない．

　したがって，医師となって初めての論文発表では，何を目的に，そして何を主眼に発表するのか，言いたいことを十分に聴衆に伝えることが出来るかどうかなど，なかなかに難しい点が少なくない．

　本書は Hall 教授をはじめとして十人の経験豊富な著者らによって書かれており，1. 発表伝達（Communication）の原則に始まり，2. 発表に際しての心構え，3. 5分，15分，45分の3種類の講演発表の形式別の注意点，教育講演，シンポジウム，招待講演などでの注意のほか，4. 視覚材料（OHP，ビデオ，スライド等）についての注意点，5.

i

推 薦 文

PowerPoint によるスライド作成の注意，さらに 6. 上手な登壇の仕方（見栄えが良いようにする，立ち居振る舞い，しゃべり方等），7. 発表内容の売り込み方，8. スマートな質問のさばき方，9. 下手な発表をするには，そして 10. 会議の座長はどのように務めるか等，細かな点まで網羅して説明している．

　これらの内容は，初めて発表をする人だけでなく，ベテランの人にも読んで頂きたいし，実際，次の機会に是非実行してもらいたい事柄が沢山述べられている．また，一章，一章分かりやすくまとめが述べられている点も良い．

　訳者の代田助教授は内科学，血液学専攻で，Mississippi 大学医学部の Hematology/Oncology に留学経験のあるベテランであり，英語による口頭発表の経験も豊富である．また代田助教授をバックアップしたバロン教授は，東京医科大学国際医学情報センターのセンター長を務め，医学部学生への医学英語の講義，医学論文の書き方等に関する卒後教育を担当しておられるが，あらゆる国際学会の役員や広範囲の医学誌の編集委員なども務めている，その道の第一人者である．このおふたりの協力の結果，簡潔，明快な日本語訳となっている．

　是非一読をお薦めしたい．

訳者序文

　今や世界はもとより，この狭い日本においてもほとんど毎日どこかで医学関係の学会や講演会が開かれているといっても過言ではありません．そのために我々医師は，教育，研究，診療という日々の忙しい仕事の合間をぬって，その準備に奔走しているはずです．しかし，学会でよい発表をするために何をどうするべきかという点については，残念ながら我々日本人医師たちは系統だった教育や訓練を受けて来なかったように思います．医局や研究室の先輩に教えられたり，学会に出席して他人の発表を自分の目でみて，参考にするという方が大部分ではないでしょうか．そして発表内容や予想される質問に対する答え方については，上司からみっちりたたき込まれ，教えられても，それ以外の部分，例えば準備はいつからどのようにし，発表中はどのように振る舞ったらよいかなどという点については，先輩に質問するのも何となく憚られ，また質問しても「自分で考えろ」，などと言われるのが関の山ではないでしょうか．

　この本は，医師が学会や講演会で上手に発表するにはどうしたらよいかについて，イギリス人の医師たちによって書かれたものです．「コミュニケーションの原則」から始まり，「パソコンでのスライドの作り方」は当然のこととして，「説得力ある発表の仕方」や「スマートな登壇の仕方」や「質問のさばき方」，さらには「名座長とは」まで，一般的大原則からマイクやポインターの使い方まで，痒いところまで手の届くように懇切丁寧に教えてくれます．

　こうした本が出版されるのは，もしかすると我々日本人のみなら

訳者序文

ず，イギリス人医師たちにも口頭発表が苦手な人が多いためかもしれません．そう思うと何だか少しほっとするのは私だけでしょうか．

本書では，口頭発表が成功するための基本原則として，聴衆のことを知り，時間をかけた小心なくらいの準備と，リハーサルが大切であると述べています．最近の学会や講演会では，口頭発表をする際はパワーポイントなどのパソコンを使うのが普通です．これはその昔，手書きでスライド原稿を作っていた頃から較べれば，もちろんはるかに便利になっていますが，パソコンの苦手な医師たちにとっては老若を問わず，むしろ苦痛になっているように見受けられます．しかしこの本の著者は，スライドなどの視覚材料は学会発表や講演では，補助的なものに過ぎないとも言っています．これはパソコンの苦手な人たちには，うれしいひとことかもしれません．

このように，この本を読むと口頭発表に関する様々なことを学ぶことができます．多くの日本人医師たちにとって，明日からの学会や講演会での発表にいささかでも益するところがあれば，訳者としてこれにまさる喜びはありません．

本書は当初イギリス人医師向けに書かれたものであり，かの国のバックグラウンドや独特のユーモアを理解せずして，翻訳することは不可能でした．日頃大変お世話になっている，イギリスご出身の東京医科大学国際医学情報センター J. P. Barron 教授のご指導なくしてはこの仕事は為し得ませんでした．ここに改めて深謝致します．

最後に，推薦文をお寄せいただいた，恩師の東京医科大学理事長伊藤久雄先生，並びにいろいろとご助言下さった朝倉書店編集部の方々に心からお礼申し上げます．

2003 年師走の東京新宿にて

代 田 常 道

序

　医学の分野で勉強している多くの人たちは，自分の専門分野ではそれなりの才能がありながら，どうしたら学会での発表が上手にできるか苦心しています．この本はそのような人たちに，熟練した講演ができるようになるための基礎的な枠組みを提供するために書かれています．内容は基礎的な部分（準備，視覚材料，コンピューターによるスライド作成）だけでなく，どうしたら説得力ある発表ができるか，スマートな登壇の仕方，質問への対処の仕方なども含まれています．執筆者は全員経験豊富な演者であり，シンプルですぐに役立つ助言をしてくれると思います．彼らの熱心なご協力に心から感謝の意を捧げます．

　　　　　　　　　　　　　George M Hall（ジョージ・M・ホール）

Contributors

Martin Godfrey
Vice President of Marketing
Medschool.com
Santa Monica, USA

Angela Hall
Senior Lecturer in Communication Skills
St George's Hospital Medical School
London

George M Hall
Professor of Anaesthesia and Intensive Care Medicine
St George's Hospital Medical School
London

Roger Horton
Professor of Neuropharmacology and Vice Principal
St George's Hospital Medical School
London

Gavin Kenny
Professor of Anaesthesia
University of Glasgow

Sir Alexander Macara
Visiting Professor of Health Studies
University of York, York
Past Chairman
British Medical Association, London

Alan Maryon Davis
Senior Lecturer in Public Health Medicine
King's College, London

Peter McCrorie
Reader in Medical Education
Director of Graduate Entry Programme
St George's Hospital Medical School
London

Mal Morgan
Reader in Anaesthetic Practice
Imperial College School of Medicine
Honorary Consultant Anaesthetist
Hammersmith Hospital
London

Richard Smith
Editor, *British Medical Journal*
London

目 次

1. コミュニケーションの原則
   Angela Hall and Peter McCrorie 1
2. 講演の準備
   Mal Morgan 12
3. 3種類の講演
   Mal Morgan 24
4. 視覚材料
   George M Hall 37
5. コンピューターによるスライド作成：
   パワーポイントでのよくある失敗の原因
   Gavin Kenny 49
6. 上手な登壇の仕方
   Alan Maryon Davis 64
7. メッセージを売り込むには
   Martin Godfrey 74
8. スマートな質問のさばき方
   Sir Alexander Macara 82
9. 下手な発表をするには
   Richard Smith 95
10. 名座長とは
    Roger Horton 103

索 引 *113*

1. コミュニケーションの原則

 この本の読者の多くはさまざまな会議に出席し，いろいろな医師が発表するのを聴いているはずです．そういった発表を思い起こしてください．どの発表が記憶に残っているでしょうか．記憶に残っているものがあるとすればそれはなぜでしょうか．

 コミュニケーションとは，あえて定義すれば2方向のプロセスからなる相互作用であると言えましょう．しかし会議での発表はコミュニケーションとは違って一方通行になりやすいものです．コミュニケーションについての研究をもとにして，この本のテーマである口頭発表について何か役に立つことが得られるか，考えてみましょう．聴衆に情報を与え，それによって聴衆が何かを学び取ることが発表の目的だとしましょう．その時に聴衆がどうやって学び取るか私たちは知ることができるでしょうか．

 聴衆が最もよく学ぶことができる時というのは，次のような場合です[1]．

- モチベーションがある時
- 自分たちが知りたいことが何であるかを分かっている時
- 知りたい内容が適切で，発表が自分たちのニーズと合致している時
- 目的がはっきりしている時

1. コミュニケーションの原則

- 深い感銘を受けた時
- 発表の仕方がバラエティに富んでいる時
- 楽しい内容である時

　会議での発表は，もちろん情報を発信するだけではなく（話したのだから聴衆は分かったはず，というのではなく），聴衆が理解でき，そこから何か得られるようなものでなければなりません．情報を提供するという行為として，医師と患者さんとの間の情報提供の場合を考えてみましょう．ある研究によれば，医師が患者さんに情報を伝える時に，次の点に注意すると効果的であると報告されています[2]．

- 患者さんに知らせるべき，キーとなる情報を決める．
- 患者さんと相談したい内容を患者さんに前もって伝える．
- 患者さんがすでに分かっていることは何かを知る．
- 効果的に説明できるように内容を大まかに分ける．
- 明快な言葉を使う．
- 患者さんが圧倒されないように説明をゆっくりする．
- 患者さんが理解しているかチェックする．
- 質問をしてもらう．

　患者さんが医師としてのあなたから言われていることを聞き，理解できるために，あなたはきっと最大限努力するはずですが，そのような時の行動，態度を学会発表にも使わなければなりません．
　以上の原則のうちで，学会発表にも直接関連することは何かないでしょうか．

準　備

聴衆のことを知る

　聴衆に理解してほしいことは何かをまず決めます．発表者は聴衆より多くのことを知っているのが普通です．まずは聴衆について知ってください．彼らのレベルはどのくらいか，何人ぐらいいるのか．聴衆の数が少ないほど反応は大きいものです．あなたがしゃべっている言葉は聴衆の母国語かどうか．母国語であってもあなたが使う専門用語や医学用語がなじみのあるものかどうか．聴衆が理解できないような情報をいくら話しても無駄です．できるだけシンプルにしましょう．

あまり心配しすぎないこと

　自分や聴き手のことをあまり心配しすぎるのは，効果的なコミュニケーションにとってはマイナスです．発表経験の豊富な人でも，いつまで経っても発表前にいろいろと心配していて，それが必ずしもよい結果を生んでいないこと，そして経験を積んでも解消されないことをしばしば述べています．ある程度アドレナリンが出るのは正常な現象ですし，発表をよりエキサイティングなものにする効果もあるので，まったく心配しないのもどうかと思います．発表が平坦でつまらないものになってしまうからです．しかし過度に心配しすぎるのは演者にとっても聴衆にとってもあまりよいことではありません．聴き手がいらいらし，演者の心理状態の方に関心がいってしまって，講演の内容が耳に入らないからです．時々深呼吸するとよいでしょう．たいていの人はしゃべり始めると落ち着くものです．経験から言いますと，心配が頂点に達するのは講演が始まる直前ですが，始まってしまえば忘れてしまうものです．

1. コミュニケーションの原則

発表のリハーサル

　心配しすぎないために大切なことは，準備がうまくできたことに自信を持つことです．自分が言いたいことだけでなく，それをしゃべるのにどのくらい時間がかかるかもチェックしてください．できれば信頼できる同僚の前で予演してみて，どこがいけないかフィードバックしてもらうようにしてください．その時に所要時間もチェックできます．専門家として非常に恥ずかしいのは，時間をオーバーして次の演者の持ち時間を奪うことです．名座長ならこのようなことは許しませんが，結果としてあなたの講演は不完全で最後の方が大急ぎになってしまいます．リハーサルが大事です．

アンチョコカードを準備する

　あなたは発表の際，どういう形でまとめたものを持っていきますか．もし準備した原稿をそのまま読むのだとしたら，聴衆との効果的なコミュニケーションは決してできないでしょう．それでは何もしないで，ただ講演の原稿を配って読んでもらうことと同じことになります．

　自分でただ原稿を読むだけでは，目と目のアイコンタクトができず，発表が受け入れられているか判断できず，自然さも出ません．今まで，原稿をただ読んだだけのジョークで笑えたことがありますか．できればアンチョコカードを用意することをお勧めします．このカードには要点だけを書いておきます．そうすれば記憶の助けになり，言い忘れを防ぐこともできます．

会場と設備をチェックする

　十分余裕を持って会場に着くようにし，前もって部屋の広さ，電気のスイッチの場所，自分が使おうとしている機械設備などを点検でき

内　　容

るのが望ましいと思います．パワーポイントを使って発表する場合，自分のパソコンやフロッピーがOKかどうかチェックしてください．不慮の事故に備えて，バックアップを取ってあるオーバーヘッドプロジェクター（OHP）用の原稿を常に持参してください．スライドやOHP用原稿がいちばん後ろの席からも見えるかどうか確認してください．スライドプロジェクター，OHP，レーザーポインター，ビデオレコーダーなどの操作は大丈夫か，演壇の位置はOKか確認してください．発表しようとする間際にあわててチェックをすると聴衆はいらいらするものです．

内　　容

説明したいことをまず言う，それをまた言う，そしてもう一度言う

　どの発表にも序盤，中盤，終盤があります．まず最初に講演の目的と自分で重要と考えている部分を述べてください．次に，話のメインの部分を述べるようにしましょう．それには次の内容が含まれるはずです．

- その仕事を行った理由
- どうやって行ったか
- 何が分かったか
- その意義は

　最後に，言いたいことを簡潔明瞭に述べます．繰り返すことを恐れる必要はありません．繰り返すことによって理解が深まり，勉強になることもあるのです．

1. コミュニケーションの原則

発表の背景の重要性とその位置づけ

聴衆はその発表が行われるに至った状況を理解している，と演者が誤解していることがあります．どういうことか例を示しましょう．以下の文をできるだけ暗記してください．

- 新聞の方が雑誌よりよい．
- 繁華街より海岸の方が場所としてはよい．
- 始めは歩くより走った方がよい．
- 何回か試した方がよい．
- いろいろ試みるより走ってみればよい．
- 小さな子供でも楽しむことができる．
- 一度成功すれば，その後問題が起こる可能性は少なくてすむ．
- 鳥が近寄ることはめったにない．
- しかし，雨が降ればあっという間にだめになってしまう．
- あまりにも多くの人が同じことをすると問題が起きることがある．
- 広い空間が必要である．
- 問題がなければ落ち着いてできる．
- 安定性を保つために石を使ってもよい．
- 糸が切れたら二度と取り返しがつかない．

難しいですか．練習の題が"凧を作って上げること"と仮定して，もう一度上の文章を読み直してください．今度はわりあい簡単に文章を思い出せるのではありませんか．以上の例はちょっと変わっているかもしれませんが，学習者は新しい知識とすでに知っていることとの関連が分からない，ということを証明している研究はたくさんあります．すでに知っていることと関連づけることができるような，新しい

情報を含んだ内容を講演の中で用意しておくと，記憶というのはすぐ思い出せるものです．自分の発表が周囲の状況の中でどのような位置を占めているかを知っておくのも重要です．同じセッションの中での他の演題との関係，あるいは学会のテーマとの関連などを知っておくということです．

講　　演

自分が演技していると想定する

　講演は演劇と同じです．最初の印象が大切です．体を左右に揺らしたり，そわそわしたり，もぐもぐ呟いたり，スクリーンに向かってしゃべったりしないでください．あなたの態度によって聴衆が気を散らすことのないようにしたいものです．態度も言葉と同じように大切だということを忘れてはいけません．始めから聴衆の関心を引きつけられるようにしましょう．聴衆の好奇心に訴え，エピソードを話し，力強くて適切な引用をしてください．話しながらあたりを見回してください．彼らの眼を見，熱心に，時には情熱的に語りかけ，自分の話に引きずり込めればしめたものです．

講演する時に使う媒体を決める

　発表の媒体については少し注意が必要です．スライド，OHP，パワーポイントなどがあるかと思います．あなたにとって最もよいのはどれでしょうか．自分が気楽で安心できるのはどれでしょうか．いちばん印象深くできるのはどれでしょうか．自分が言いたいことを最も適切に表現してくれる媒体はどれでしょうか．この質問に答えられるのはあなただけです．長所短所を秤にかけ，自分で決めなければなり

ません.

視覚材料は見やすくてシンプルなものにする

医師が患者さんに何か説明する時は，書いたものや分かりやすい図などを使うと思いますが，発表の時もこれと同じで，発表の助けとなる視覚材料には，あなたの言葉が明瞭に描かれていなければなりません．例えばスライドを使うとすると，あなたがスライドを示すたびにそれが何を示しているか，はっきり分かるものがよいです．聴衆がスライドや OHP を読まなければならない時は，話をしないで少し待っていなければなりません．自分と同じように聴衆も資料を理解しているなどと思わないでください．例えばグラフを示して X 軸と Y 軸が何を意味しているか説明する時，キーポイントを説明してください．見にくかったり，判断しにくいスライドを出して謝っている人をよく見受けます．それならば，なぜそのようなスライドを出すのでしょうか．ポイントをまとめた新しいスライドをどうして作らないのでしょうか．

発表の仕方を変えることも考える

聴衆の注意を引くにも限度があります．たくさんの発表のあいだ座りっぱなしの時は，とくにそうです．15-20 分かかる発表の時は，発表の仕方を途中で変えられないか考えてみる必要があります．例えば特別なポイントのところではビデオを使うといったことです．視覚で訴える威力は，同じことを言葉だけで説明する時よりははるかに強力であることを思い起こしてください．あるいは患者さんが実際に苦しんでいることを自分で述べる場合と，そのような状況を医師であるあなたが述べる場合とを想起してみましょう．

講演

凝りすぎないこと

2台のプロジェクターを使った発表,パワーポイントで作った,すばらしく動画化されたスライドやビデオなど,まぶしいほどの発表を私たちは見てきました.しかしそういった派手な発表の中で記憶に残っているものはありますか.大切なことは,メッセージが発表媒体に押しつぶされないことです.これはあたりまえのようですが,実際に媒体が多いほど技術的ミスが起こるリスクも大きくなります.

質問を怖がらないこと

予想できないこと,いろいろと心配になること,それは最後にやってくる難しくて厄介な質問です.このことについては第8章で詳しく触れますが,質問者というのは常に,点を稼ごうとしたり,注意を引こうとしたり,あなたの仕事やアイデアより自分の方が優れているということを見せようとしていることを覚えておく必要があります.しかし聴衆はたいていこのことを知っており,あなたの味方をしたくなるものです.もし発表の中で質問が出てきそうなところがあったら,質問されないように講演で言及しておくとよいでしょう.よい研究はより多くの質問を呼び,思いもかけぬ質問があなたの次の研究のきっかけとなることもしばしばあります.医師は患者さんの質問が分からなければ,答えを知っている素振りはできません.それと同じで,質問に答えられなければそれを聴衆に許してもらわなければなりませんし,答えを見つけられるようにその後もフォローしなければなりません.時にはあなたが質問し直すことで,聴衆がより活発になることもあります.

言葉以外のコミュニケーション法をさがす

聴衆が発表についてどの程度理解したかを,発表者であるあなた自

身が知ることは，不可能ではないにしても，かなり難しいことです．発表の終わりに受けた質問で，だいたいのレベルは分かります．でももし何も質問がなかったら，それは何を意味するのでしょうか．発表の間に聴衆が示す言葉以外の態度も，彼らの理解度を示す一つの目安になります．彼らは興味を示していたり，悩んだ顔をしていましたか．どのくらいの人が寝てしまいましたか．どのくらいの人がいらいらしたり，部屋から出て行きましたか．もしそのような人に気がついたら，早く結論を話すか，質問を投げかけたり，おもしろいエピソードでもはさんで聴衆を起こすようにした方がよいでしょう．

結　論

　よく考え抜かれた発表，きちんとリハーサルした発表，自信に満ちた態度で熱心にできた発表というのは本当に満足できるものです．実際，聴衆に尊敬の念が見られなかったり，あなたが当惑したり，やる気をなくすようなことほど残念なことはありません．リンカーン (Abraham Lincoln) の有名な言葉があります．「木を切る時間として 6 時間与えられたら，私なら始めの 4 時間は斧を研ぐことに当てるだろう」．この言葉の意味は明らかです．あなたの発表は準備が十分であったら，すばらしいものになるでしょう．多くの人たちが最初は非常に神経質だったものが，一度発表が始まったらおおいに発表を楽しんだということを思い起こして勇気を出しましょう．あなたが十分に注意して準備を行い，そのとおりうまくできた時の満足感に勝るほど気持ちのよいものはありません．

結　論

まとめ
・発表は一方通行のコミュニケーションになりがちである． ・聴衆を知り，リハーサルを行い，アンチョコカードを作り，会場の場所と設備をチェックする． ・内容を考える：仕事の目的を述べ，話を始め，要約をする． ・話の仕方は重要——言葉および言葉以外のコミュニケーションの取り方や視覚材料を慎重に考える．

[文献]
1　Silverman J, Kurtz S, Draper J. *Skills for communicating with patients*. Radcliffe Medical Press, 1998.
2　Knowles M. *The adult learner, a neglected species*. Houston : Gulf Publishing Company, 1990.
3　Schmidt H. Foundations of problem-based learning : some explanatory notes. *Med. Education* 1993 ; **27** : 422-32.

2. 講演の準備

　医師の資格を持っている俳優であるリチャード・リーチ（Richard Leech）は講演について次のように述べています．すなわち，講演は演技のようなものであり，どちらの目的も聴衆に向かって話しかけることであるが，講演は原稿をよりよく書かなければならない点で演技より難しい，と．一般に信じられていることとは逆ですが，よい講師は生まれながらに講義が上手にできる才能を持っているわけではなく，大勢の人の前で話をすることに多少自信があるだけです．これはよい講演ができるということと同じ意味ではありません．しかしよい講演をすることは，ちょうど中心静脈ラインを確保することと同様に学び取らなければならないことです．それには練習が必要ですし，ガイドラインに厳密に従うことも必要です．

　よい講演をするための二大基本原則は，時間をかけた小心なくらいの準備とリハーサルです．あなたは講演の準備をどのように進めますか．

招待講演

　初めて招待講演に呼ばれた時は，さまざまな感情が生じることでしょう．喜び，どうして私なの，あるいは恐怖．聴衆の前で立って話が

できない人はほとんどいないはずです．でも，もしあなたがそのような人ならすぐそう言った方がよいです．会議のオーガナイザーは早く返事をくれることを望んでいます．あなたがそれを受けるかどうかは，次のことにかかっています．

　(a)　テーマがあなたの専門領域と一致しているか（もしあなたが産婦人科系麻酔科医なら，"中世のインドの薬草について"の講演は断ってください）．

　(b)　講演の準備をする十分な時間があるかどうか（普通思ったより時間がかかるものです）．

これは絶対的に必要なことですが，承諾する前に招待状をよく読んで基本条件を確認しておくことです．手紙のコピーもすべて必ず取っておきます．

もし自分がその講演のトピックスにとっては第一人者ではないと信じるに足る理由があったら，あまり返事を延ばさないことです．あなたが名前を売るチャンスです．そのような状況で講演をすることは，あなたにとってたいへんプラスになると思います．

招待を受け入れることを決めた時から，いろいろな情報を会議のオーガナイザーから集めなくてはなりません．

会議の種類

会議の種類は招待状から分かることですが，いつもそうであるとは限りません．前後の講演とは関係ない招待講演でしょうか．それともシンポジウムでしょうか．もし後者なら他の演者の名前が分かるように，プログラムのコピーを送ってもらってください．あなたのセッションで同じような演題があったら，その演者と連絡を取ってどういうふうに講演の内容を分けるか相談するのも無駄ではないと思います．「まだそこまで考えていません」と言われたら，「だいたいどういうこ

とを話されるのですか」というふうに，もっと突っ込んでみる方がよいと思います．もしある程度伝統のある学会の研究会で講演するように言われたのであれば，その会のしきたりをよく調べた方がよいでしょう．このような学会では通常，注意して確認しておかなければならない厳密な規則があります．

主題

　もしシンポジウムの演者ならオーガナイザーと相談する余裕はあまりありません．しかし招待された演者なら交渉することはできます．オーガナイザーがトピックスのレビューをしてほしいのか，あなたの研究のことを話してほしいのか，それとも将来への展望について議論してほしいのか知っておかなければなりません．よくあることですが，内容についてはすべてあなたに任せたり，好きなことをしゃべってよいという場合があります．そのような場合は，下手な講演をしたら言い訳ができません．

時間

　時間ははっきりしているはずですが，確認してください．質問時間もあるのか調べましょう．時間をオーバーするのは絶対に避けなければいけませんが，少しくらい早く終わるのはかまいません．

アブストラクト

　この段階では，アブストラクトが必要かどうか，もし必要なら締切りはいつか確認しておきます．アブストラクトは会議の数カ月も前に締め切ることが多く，講義の準備より早く用意しなければなりません．したがって，アブストラクトは講演とはかけ離れたものになるかもしれません．しかしアブストラクトが必要だということが分かった

ら，締切りに遅れないようにしましょう（そして講演についてできるだけ早く準備を始めるように自分を鼓舞する必要もあるかもしれません）．そうしなければプロフェッショナルとは言えません．

聴衆

どんな講演でも，聴衆はどのような人たちか知っておくことが必要です．そうすれば講演のレベルを設定できます．もちろん多くの場合はあなたとほぼ同等の人たちであり，その場合何ら問題はありません．いちばん大きなミスは聴衆のレベルを間違えることです．聴衆のレベルを低く見て，わざと講演のレベルを下げてしまってもよくありませんし，逆に彼らが理解できないようなレベルで話してもよくありません．講演をする際，このことはいちばん難しい問題であり，とくに専門家でない人が聴衆の中に混じっていると困ります．この判断は経験によるしかありません．しかし基本的には，聴衆にあえて感銘を与えようとはせず，興味を持たせるようにするとよいでしょう．もし興味を持たせることができれば，感銘を与えられるものです．とくに難しい問題や複雑な問題についての講演ではそうです．

聴衆の中にあなたの専門分野の有力なメンバー，とくに「雲の上の存在」のような人がいたら，喜んでいいことです．いやな思いをする必要はありません．むしろ，彼らもあなたの話を聴きに来ているということについて，誇りに思ってよいのではないでしょうか．一般に信じられていることとは違い，彼らは講演の終わりにあなたを打ちのめすためにそこにいるわけではないのです．皆あなたと同じような経験を何度もしていますから，偉い人の大部分は非常に協力的で賞賛してくれるものです．あなたの話がもし横に外れていったら，質問が終わってから個人的に懇切丁寧にそのことを指摘してくれるはずです．しかし，講演の準備がうまくできていれば，そのような状況にはならな

いと思います．

　聴衆の数は無関係です．聴衆が 10 人であろうと 1,000 人であろうと，同じように準備とリハーサルをしなくてはなりません．

タイトル

　聴衆が事前に知ることができるのは講演のタイトルだけですから，タイトルは魅力的なものになるように工夫しなければなりません．教育的講演の時は短くて教訓的なものになりますし，記念講演では好奇心でやって来る聴衆を引きつけるようなあいまいなタイトルをつけることが多いものです．招待講演では分かりやすくシンプルなものにします．著名な医学関係のライターであるリチャード・アッシャー（Richard Asher）の提唱する論文のタイトルのつけ方は，講演にも適用できます．次のどちらが聴衆を引きつけやすいでしょうか：「急性 choryzal 感染における 4,4−ジエチルハイドロキシルバルデルダシン酸の治験」と「感冒の新しい治療」．

準　　備

　次のような会話をいろいろなところで聴きませんか．「あなたは金曜日にローヤル大学で講演なさるんでしょう」．「ええ，そうなんです，何かしゃべらなくてはいけないんです」．後者の人は嘘をついています．これは，自分は 3 日か 4 日で講演の準備ができるということを，荒っぽく表現しているにすぎません．しかしこれは不可能なことであり，この人も準備するのに何カ月もかかっているのです．入念に準備することは立派な講演を行うための基礎であり，有能な役者でも元々よくない芝居はうまくできないのと同様に，有能で経験豊富な講

準　　備

師も準備の不十分な内容をうまく発表することはできません．骨の折れる基礎作業ができているかどうかは聴衆にはすぐ分かります．不幸なことに，講師は年を取るに従い延々と自分勝手な話をする傾向にあり，したがって準備することの重要性を忘れ，その時間もあまりかけなくなります．自分はいつでもあまり時間をかけなくても講演できると思うようになる前から，準備することの重要性を無視するようになります．

　ずっと以前に退職した外科医で講演のたいへん上手な人が，かつて次のように言ったことがあります．新しい内容の講演をする時は1分の講演に1時間かかるものだと．これはあながち間違ってはいないと思います．

　あなたはどのくらい前から準備を始めますか．講演のずっと前であっても，招待状が届いたら実はすぐ準備に取りかかっていると思います．原稿に何か書く前からどういうことを話そうか考え始めているはずで，そのことは準備の中でも大事な部分です．何もしていない時でも，あるいは職場への行き帰りにも，きっと講演の内容のことを考えているものです．同僚が何か言ったことで自分の講演のことに考えが及んだり，まったく別のテーマの講演を聴いていて，例えば講演の構成などについてのアイデアが浮かぶこともあります．そういったよい考えが浮かんだ時にすぐ書き留めておけば，後に正式に準備を始める時にはすでに多少は原稿ができていることになります．そうすればその段階ですでにかなりたくさんの有益な情報をつかんでいることになります．講演内容や構成については必ず同僚の意見を聴いた方がよいでしょう．きっと役に立つ価値のあるアドバイスをしてくれるはずです．

　さて，実際どのくらい前から準備を始めますか．その答えはできる限り早く，ということになりますが，皆さんもできるだけ早くから準

備するように心がけたいものです．目標としては1カ月前には視覚材料も含めて準備を終わっておきたいと考えます．そうすれば，もし必要なら修正する時間が十分取れます．うまく準備ができていれば修正は不要な場合ももちろんありますが．

　実際の準備は条件に従って厳密に行うべきです．これは基本的には10分の講演でも50分の講演でも同じです．

データの収集と選別

　まず基本的なことは，1回の講演ではすべてのことをカバーすることはできないということです．とくに講演時間が短ければなおさらです．これは当然あなたも分かっていることで，講演の際に何を捨てるかはあなたにかかっています．その選別は講演時間と聴衆によりますが，自分の時間をオーバーすることはプロとして避けなければなりません．たとえ聴衆の中に著名な専門家がいたとしても，あなた以上にその主題について知っているはずがありません．自分の目的が聴衆に興味を引かせることだということを覚えておいてください．比較的長い講演の時には始めに，分かり切ったことについては話すつもりはないということを断っておくのはよいことだと思います．

データの整理

　あなたはそのテーマの専門家であり，したがって非常にたくさんのデータを持っているからこそ，講演を頼まれているはずです．あなたは講演までに自分が言いたいことを選択しており，聴衆が分かりやすいようにそのことを明らかにしなければなりません．

●イントロダクション●

　イントロダクションの長さは講演時間の長さとテーマの複雑さによ

準備

ります．この部分は講演の中で最も難しいパートであり，もしこの段階で何か議論になっていることを紹介できれば，それにこしたことはありません．イントロダクションを簡単にすることを恐れる必要はありません．とくに専門家でない人が聴衆の中にいる場合はそうで，講演の非常に早い段階で聴衆を失うことはしたくないものです．もしあなたが聴衆を楽しませることが自然な雰囲気の中でできていなかったら，不自然におもしろおかしく振舞うのはやめた方が賢明です．このことは，国際会議ではたとえ同じ言語で話していてもとくにあてはまります．

●主要な部分●

　講演の準備は，文献に囲まれた図書館か，文献のコピーの溢れた研究室や自宅で行われると思います．その際はパソコンも間違いなく働くことでしょう．しかし，オンラインで検索できるフルペーパーの数は限られているはずです．自分が言及する論文はサマリーだけでなく，すべてをきちんと読んでおくべきです．すべてのデータの整理ができたら，講演ができるように原稿を書き始めるべきです．自分が使った文献はいつも分かるようにしておきましょう．

　主要部分のところにきたら，論理的に，分かりやすい言葉を使って，自分のデータを支持する証拠を示しながら述べます．労を惜しまず，視覚に訴えるものも使うようにします．その場合それは聴衆にとっては初めて見るものになります．

●結論●

　講演の終わりでは，聴衆は適切な結論が述べられるのを期待しており，それはもし可能なら将来への示唆も含むものが望ましいと思います．もし講演のタイトルが疑問型なら当然その答えが求められていま

2. 講演の準備

す．

　原稿を書き終わったら，オーガナイザーが指示している方法で視覚材料を作ります．出来上がった原稿と視覚材料はファイルしておきます．後で捨ててはいけません．またいつか使うこともあり得るからです．

リハーサル

リハーサルは絶対必要です．その根拠は次のとおりです．

- ・講演の所要時間を測る．とくに与えられた時間が短い時．
- ・発表の技術を評価し，その際に気になるくせをなくすことができる．
- ・質問を予測する．
- ・自信が持てるようになる．

　研究会で10分間の講演をする時は，リハーサルを同僚の前ですべきです．しかしそれは決してやさしいことではありません．これは発表の少なくとも2週間前にはするべきです．そうすればスライドや発表方法を直すことができます．講演時間が長い場合は，実際に講演する時と同じようにスライドを使ってしゃべってみて時間を測ります．これを講演前に何回かやってみましょう．そして同じ内容で次に講演する時もそうしてください．こうやって予行演習をする時は，いつも実際に発表する時と同じようにやるべきです．

発　表

　聴衆の前に立って講演を始める段になると，きっと緊張してくることと思います．とくに初めての時はなおさらです．経験の比較的豊富な演者でもまったく緊張しないということはないのですから，あなたが多少は神経質になっても無理もありません．しかしどんなに心配になっても薬に助けを求めるのは絶対にいけません．だんだん効果がなくなりますし，完全に心配が消え去るわけでもありません．

　講演は原稿の棒読みではいけません．ただ読むだけですと，テーマのことをあまり知らないのではないかと思われますし，いつも下を向いてもぐもぐしているように見えます．頭を上げて最後列の人たちに話しかけるようにしなければなりません．そのためには話す内容をしっかり頭の中に叩き込んでおかなければなりません．視覚材料を手際よく使って，次の話に移る時に自分を気分転換させ，また聴衆に向かって話しかけるようにします．このようにできたら，いつも次に何を話すか分かっていることになります．俳優がそうであるように，です．

　原稿を読みたいと望むことがあるとすれば，自分が話すことを忘れるのが怖いと思う時だけです．しかしあなたが次に何を話すのか知っている人は聴衆の中には誰もいないのですから，原稿を読もうとは思わない方がよいでしょう．もし突然，5分前に話すはずだったことを思い出しても，それは無視してください．その話に戻らないでください．しかしこれは完全な原稿を用意しなくてもよいという意味ではありません．またしょっちゅう原稿に眼をやれという意味でもありません．プロならばそんな必要はありません．

視覚材料

　視覚材料のことで最も大切なことは，そういったものはあくまで補助的なものにすぎないということです．最近パソコンなどがたいへん進歩してきましたが，あまり頼りすぎない方がよいと思います．どんなにすばらしいものでも，貧弱な講演内容や発表をカバーできるものではありません．

　だいたい普通はスライドかパワーポイントを使うと思います．何を使うにせよ，基本的なことは次のようになります．

- スライドについてはすべて分かっているという態度を示す．ですから次のスライドがどんなスライドかも当然知っている．
- スライドに示してあることはすべて使う．またそこに書いていないことには触れない．
- 情報を順序よく明らかにしていく．
- もとのスライドには戻らない．スライドを二つ使うのはかまわない．
- 長い文章をのせない．
- スライドに書いてあることをいちいち全部読まない．
- スライドをさっと通過させない．
- 話が終わってからそのスライドを終わらせる．
- スライドが多すぎないようにする．
- 他人のスライドを借りない．いつも自分で作ること．

　以上，講演は準備に時間がかかることを知り，そして細心の注意を

払ってその準備ができ，同僚と相談しながらリハーサルをし，助言を聴いておけば，講演中に困ることは起きないはずです．

まとめ

・よい講演をするカギは準備とリハーサルにある．
・会議の内容，テーマ，時間をチェックする．
・聴衆のレベルを知って，そのレベルに合わせるようにする．
・講演のタイトルと内容を慎重に吟味する．
・聴衆と持ち時間を考えて話す情報を選び，整理する．
・リハーサルは絶対必要．

3. 3種類の講演

　病院での臨床研修は多くの人々にとっては，ちょっと変わったものに見えるかもしれません．救急患者さんの場合はとくにそうです．その場合，普通の患者さんよりいろいろと問題を抱えているにもかかわらず，若い医師が診察するのが通例です．同じようなことが医学会で講演する場合にも言えます．講演時間が短いほど，準備と実際の講演が難しくなるものです．しかしながら，5分の講演ですと卒後すぐの医師が行い，10-15分の講演ですと卒後4-5年の医師が，そして45分の講演になると教授クラスが行うことが一般的です．

　講演するのにルールはありませんが，長い間使われてきたフォーマットがあります．講演の時間により，講演のテクニックは若干違います．しかし一般的な原則は同じです．

一般的原則

・医師は保守的な職業であり，それにふさわしい服装をしてください．だらしのない格好は仕事もだらしがないという印象を聴衆に与えてしまいます．

・講演をいきなりスライドから始めないようにします．皆あなたに

注目しています．頭をゆっくり振りながら隅から隅まで見渡すことを勧めます．聴衆には，どんな人が話をするのか見る権利があります．

・自己紹介が終わり，電気を消して最初のスライドが始まったら，講演が終わるまで電気をつけないようにします．結論を言ってから電気をつけます．

・聴衆に話しかけるようにし，スライドに向かうのはスライドの順番が合っているか確認する時か，図示してあるものを確認する時だけです．

・話をしている間はじっと立ったままでいます．俳優はセリフを言う時はいつも動かないでいたいものです．

・普通のスピードで話してください．ラジオのアナウンサーがしゃべる速度は1分間に120-133語です．講演に慣れている人の発表や，難しいことを発表することに慣れている人の発表を聞くと，だいたい毎分106-158語という広い範囲になります．講演に慣れている人は，内容によって速度を変えていると思われます．多くのことを話そうと思って決して早口にならないようにしましょう．

・国際会議ではゆっくりしゃべった方が親切です．同時通訳がつく場合は，話そうとしていることをそのままコピーして渡しておいた方がよいでしょう．話し言葉は書いた文章とはまったく別であることを忘れてはいけません．

3. 3種類の講演

・あまり滑稽な振舞いはしないようにしましょう．下品な話をするのも禁物です．聴衆を怒らせてしまいます．

・話の途中で句読点の代わりに声の調子を変えたり，何かしぐさをするのは悪いことではありません．話し方が単調で休止がまったくないと聴衆は寝てしまいます．

・視覚材料はよい講演をするのに不可欠です．それなしで聴き手の注意をそらさない講演ができる人はめったにいません．

(a) 黒板とチョーク（白板とマジックインキなど）：これはとくにスモール・グループ・ティーチングの時に有効です．しかしある有名な教授が黒板を使った講演で400人の聴衆を魅了したのを知っています．フリップを使うのはあまりお勧めできません．

(b) OHP： やはりよく使われるものです．講師がいつも聴き手を見ながら話ができるのがメリットです．しかしスライドと同様に準備に時間がかかり，取扱いも慎重にする必要があります．

(c) スライド： 講演では長い間最もよく使われてきました．よいスライドの作り方は第4章に述べられていますが，覚えておいていただきたいことは，スライドにはプロジェクターと映す係の人が必要だということです．プロジェクターがオートマチックなのかを前もってチェックしておきます．プロジェクターを2台使う人がいます．問題なく動けばすばらしいのですが，トラブルが起こる可能性は倍になります．そして最近になって生じてきた問題点としては，スクリーンの反対側から投影する方法を

用いる場合で，スライドの入れ方がまったく違うということがあります．そういう場合は回転式カルセルのプロジェクターを使った方がよいでしょう．ですから，このようなトラブルが起きないか，チェックしてみる必要があります．さもないと講演はぬかるみにはまって，にっちもさっちも行かなくなります．

(d) パワーポイント： しだいにスライドに取って代わりつつあります．正しく使えればたいへんすばらしい道具です．ところがこのようなパソコンによるスライドは，普通のスライドよりはるかに頻繁にトラブルが起こります．ディスクが，会議のオーガナイザーが明示しているハードウェアと一致していなければなりません．いちばん危険なことは，あなたが使っているバージョンが最新のもので，会場のものが古い場合です．コンピューターの設定に15分以上かかるような事態になったら，聴衆は皆当惑してしまいます．パワーポイントで作ったものと同じものをスライドにしてキープしておくのが今のところベストな方法です．

(e) ビデオ（映画は過去のものです）： 講演にはめったに必要ないと思いますが，もし適応があれば，たいへん有効な道具となります．しかしこれもよく故障します．問題なく映すには専門の人が必要で，その人と前もって打合せをし，試写しておく必要があります．ビデオは話が終わったらすぐスイッチを切ってください．

・リハーサル，リハーサル，リハーサル．

3. 3種類の講演

講演の日

　神経質になっていると思いますが，会場に着いたらチェックしておくポイントがいくつかあります．

●座長●

　座長を探し，自己紹介をしておいてください．あなたは座長のことを知っているかもしれませんが，座長があなたのことを知っているとは限りません．とくにあなたがまだ若い時はなおさらです．座長も神経質になっており，演者が全員揃っているか心配しているはずです．

●演壇●

　前もって演壇を見ておきます．そして配置を覚えておいてください．演壇は，非常にシンプルなものから，まるでボーイング747のコックピットのように複雑なものまであります．最初のスライドを映すにはどうしたらよいか確認します．スライドのピントを合わせたり，電気をつけるのは自分なのか，係の人がいるのかチェックしましょう．気のきく座長ならいろいろなことが分かっていますが，皆がそうとは限りません．

●マイク●

　いちばんよいのは服に留めるものです．それなら話しながら少し動き回っても音量が変わることはありません．固定式のマイクですと，スライドに向かう時も，同じ距離を保って話をしなければなりません．その点，OHPやパワーポイントは便利です．演壇に立ったらマイクを自分ですばやく服に留めなければなりません．

●ポインター●

　ポインターは長く伸びる棒のようなもの（ビリヤードのキューのようなもの）が以前から使われていましたが，最近はレーザーポインターが主流となっています（バッテリーをチェックしておくこと）．しかしポインターの種類は何であれ，使い方は同じです．その時に議論の的になっているポイントを，聴衆に分かるように指してください．イラストが複雑ですと，指す回数も当然多くなります．震えることが心配でしたら，演壇に寄りかかって両手でポインターを持ってください．指し終わったら，すぐスイッチを切ります．もし聴衆の目に光が当たったら危険です．

　最後にもう一度チェックをしてください．昔からよくある失敗は，リハーサルをした時に最後のスライドを研究室のプロジェクターの中に残してきてしまうことです．

5分間の講演

　卒業後間もない若い医師が，上司から言われて行う場合が多いと思います．この場合，その医師は断れません．しかも急に言われることが多く，もし2週間前に言われたとしたらラッキーです．24時間前に言われることすらあると思います．

　このタイプの講演は症例報告，とくに興味ある症例の珍しい特徴をミニレビューする場合が多いようです．準備の時間がないことは言い訳にはなりません．重要な点をすべて5分で述べるのはやさしいことではなく，視覚材料を使うにも限界があります．

　　・この種のプレゼンテーションでは，スライドやパワーポイン

- トを使う必要は必ずしもありません．
- 黒板とチョークではスピードが遅くなり，あまり使いたくありません．
- ですからこのような場合，OHPがよいと思います．

OHPのシートはあまり何枚も使わないようにしたいものです．文字はタイプで打たなくても，手書きでかまいません．シートどうしがくっついていないことと順番を確認してください．OHPの機械を置く場所は平らなところでなくてはなりません．講演の時に混乱しないように，前もって予行演習しておいてください．OHPの順番が間違っていたり，話をしている最中にいじくりまわすのは，聴衆をいらいらさせます．

OHPで講演する時に自分が話をするポイント以外のところを紙で隠す人がいますが，そんな必要はないと思います．スライドの時はそのようなことは絶対にしないでください．

- レントゲン写真を見せようとする時は，その写真がちゃんとあるか確認しておきます（レントゲンフィルムはなくしやすいものです）．

- 発表するように言われたのが直前であっても，リハーサルする時間は確保しなければなりません．そのために数分間つき合ってくれる同僚を探しておきましょう．講演時間を超過するのは弁解の余地がなく，困ったものです．

15 分間の講演

　このような講演は比較的経験豊富な専門家が依頼されることが多いようです．

　このタイプの講演は学会での研究発表が普通で，あなたがあるプロジェクトの共同研究員である場合があります．その仕事は 1 年以上前から始められているのが普通です．この種の講演は，他の講演に比べ不安やストレスが多いことを認めないのは不公平かもしれません．学会の有名なメンバーが出席していて，あなたをいじめるのではないかと心配になるかもしれません．しかし自分がその分野で何年か仕事をしてきて，そのテーマには精通していることを思い出してください．細かなところまで分かっている人は聴衆の中にはほとんどいないと思います．むしろあなたは，そのテーマについては昔の知識しか持っていない聴衆に，興味を持たせるように講演しようとしているはずですが，自分が分かっていることを一般の人にも分かるように説明するのは難しいことです．

　そのような講演をするように指名された時，必ず気をつけなければならない点がいくつかあります．

・学会には例えば，原稿を読んではいけないなどのしきたりがあり，それを知っていなければなりません．

・1 年以上前から行っている研究の結果を発表するために演者として選ばれた可能性があり，共同研究者もいるはずです．そうした人たちや自分の評価を下げるようなことがあってはならず，したがって準備も入念にするべきです．

3. 3種類の講演

・長年の研究成果を15分で述べることは不可能です．ですから発表するデータを選ぶことが非常に大切であり，共同研究者と相談しなければなりません．このことが最も大切な点です．15分では誰も吸収できないようなたくさんのことをしゃべらないことです．

・イントロダクションは短くし，その仕事を行うに至った理由だけ述べます．研究の方法は聴衆がよく分かるように十分説明しましょう．質問を受けている間に話題は広がっていくものです．このような短い講演では自分のオリジナルなデータだけを使い，他人の仕事のスライドは使用しない方がよいでしょう．

・あまりたくさんのスライドを使うのは避けます．10分間の講演でせいぜい8枚くらい，できたら6枚がベストです．

・普通のスピードでしゃべるようにします．スライドをたくさん見せようと思って早口にならないようにしてください．

・同僚の前で本番と同じようにリハーサルをすることが絶対必要です．これは結構ストレスがかかり，ばかげていると思うかもしれませんが，必ず行います．しかもその時に最終版の原稿を使ってください．リハーサルは何回もすればするほど，完璧になります．

45 分間の講演

　この講演は学会の中では比較的ベテランの先生が行うもので，しかも招待講演として行われるのが普通です．あなたが初めてそのような講演に招待された時，会のオーガナイザーはあなたを試そうと思っているかもしれません．もし講演がうまくいけば，口コミでそのことが伝わって，またすぐ他の会からも招待講演を依頼される可能性があります．そうなればあなたも一流の演者です．

　一度一流になってしまったら，下手な講演はできません．あまり有頂天にならないで，いつもすばらしい講演ができるようにしなければなりません．リハーサルがすべてです．もし手を抜いたら（準備の時間がないためにリハーサルを省いてしまったら）講演は失敗に終わると考えた方がよいでしょう．「彼も昔はよい講演をしていたが」と誰かが言っているのが聞こえた時，それが自分のことではないようにしたいものです．

　45分間の講演にもいくつかのタイプがあります．

教育講演

　とにかく熱心にやりましょう．そしてトピックスを知っているところを聴衆に見せてください．自分を聴衆の一人と考え，教育講演から何を知りたいのか自問します．

- テーマは論理的に述べ，見出しははっきりと．それぞれの話の後にディスカッションを述べるとよいでしょう．補助的なスライドはポイントを図示するようなものを用います．

3. 3種類の講演

- 一つの講演であまりたくさんのことをカバーしようとは思わないでください．

- ノートが取れるくらいのスピードで話をします．

- スライドなどは見やすいものを使います．黒板とチョークは聴衆の前で話題を組み立てるのに都合がよいものですし，しゃべる速さもちょうどよくなります．

講演内容は常に見直して，最新の内容のものにしましょう．10年前と同じ講演をしないでください．何らかの変更があるはずです．

シンポジウム

あなたがその分野でよく知られるようになると，シンポジウムに招待されることがあります．その際もデータの選別が重要であり，聴衆のレベルを前もって知っておくことが大切です．この種の講演ではテーマはあなたのために決められるのが普通です．

ゲスト講演

この講演はあなたが主役であり，講演会のテーマについておおよその概要を主催者から聞いておくべきです．この講演ではきちんと準備をしないと言い訳ができません．とくにテーマが100% あなたのためのものであれば，なおさらです．

記念講演

最高の経歴を有する偉大な人物や会から依頼されるのが普通です．このような講演は学会の最長老の興味を引くものであり，そこには異

なった学問領域の長老たちも含まれます．しかし素人も出席していることがしばしばあります．

この講演ではその講演会に名前を冠している人がいたら，その人について何か言及するのが一般的です．その人の家族がその講演会に出席していることも忘れないでください．もし可能なら自分の講演にうまく導入できるように努力しましょう．しかし最近は，自分の主たるテーマが，名前を冠した人が専門にしていたこととは関係なくてもよくなってきました．場合によっては，このような冠講演会で依頼されることがあなたのキャリアの始まりであるかもしれませんし，出世の階段を登るためのプラスになることは間違いありません．

そんなに準備をしてやるだけの価値があるのでしょうか？

これは，重要な会議での講演やその準備といった苦労を経験してきた人からしばしば発せられる疑問です．中には講演に価値を見いだせず，二度と講演はお断りという人もいます．しかし入念に準備し，好評であった講演をした後の満足感は何ものにも変えがたく，講演会後しばらくは周囲の注目を集めて過ごすという快感も十分味わうことになりましょう．

しかし一方，質問に答える前に章末に載せた Taggart らの論文を一読することをお勧めします．

まとめ
・講演の長さの違いにより講演の仕方も若干違ってくるが，原則

3. 3種類の講演

は同じである.
- 5分間のスピーチの時はOHPを使うとよい.
- 15分間の話の時は前置きは短く，ポイントを絞る．スライドの枚数は6-8枚が妥当.
- 45分間の講演にはいろいろなタイプがある．教育講演，シンポジウム，招待講演，記念講演など，それぞれのタイプにあった準備をしなければならない．

［文献］

Taggart P, Carruthers M, Somerville W. Electrocardiogram, plasma catecholamines and lipids, and their modification by oxprenalol when speaking before an audience. *Lancet* 1973 ; **2** : 341-6

Whitwam JG. Spoken communication. *Br J Anaesth* 1970 ; **42** : 768-78.

4. 視覚材料

　視覚材料は医学関係の発表では絶対必要なものであり，よく考えなければならない問題です．スライドを使わないで数分間でも聴衆の注意を引きつけられる人はそうはいないはずです．視覚材料なしで，情報を明確に伝達することは非常に難しいことです．優秀な講演者でも，スライドが不適切で分かりにくかったり，パワーポイントのバージョンがその会場のものと合わなかったりしたら，評価を落としてしまいます．視覚材料がすばらしければ発表も印象深いものになります．ですから，医師になってできるだけ早い時期に，上手に使えるようにマスターしておかなければなりません．基本的な視覚材料には次のものがあります．

- ・黒（白）板とカラーペン
- ・フリップチャート（厚紙に書いた図表）
- ・OHP
- ・ビデオ
- ・スライド

　この中でいちばんポピュラーなものはスライドであり，講演の前に準備するか，パソコンで映します．しかし，その他のものについてもここでその長所を挙げておきます．

4. 視覚材料

黒板とカラーペン

以前から用いられていたものに黒板とチョークがあります．しかし，あなたがアーティストやグラフィックデザイナーになろうという気にならない限り，あるいは十分な才能がない限り，これを講演の時に使おうとは考えない方が賢明です．以前解剖学者がカラーペンですばらしい図を描きながら，臓器の発生についてゆっくり，かつ丁寧に講演をしていたのを覚えていますが，現在ではこの道具はもはや前世紀の遺物となりつつあります．黒板に真直ぐな線を書ける人は誰もいないと思ってよいでしょう．

フリップチャート

皮肉った話をしますと，医学上の管理のことで話をする際に，自分の話がまったく論理的ではないことを悟られまいとして，二，三の用語を大きな紙に走り書きして，大急ぎでその紙を隠すというようなことをしたい人には使えるかもしれません．しかしフリップチャートを使うことによって，聴き手を混乱させてしまう場面がしばしば見受けられることを忘れてはなりません．(訳者注：国際学会でフリップチャートを見たことはありません.)

OHP

この視覚材料に必要なアセテートのシートは，スライドの時と同様に厳密に準備しなければなりません（スライドの項参照）．パワーポイントが使われるようになってOHPは使用頻度が減りましたが，5-10分の短い講演では依然として有用です．

ビデオ

ビデオは新しい実地技術などを紹介する時に有効です．しかし専門

4. 視覚材料

家（大学の視聴覚関係の専門家など）が必要で，ビデオの質が大丈夫かどうかチェックしてもらわなければなりません．自分が家庭用のビデオを上手に撮影できるからといって，名監督だとは思わないでください．良質な医学用ビデオは相当熟練した専門家でなければ制作できません．

スライド

スライドを作るためのガイドラインはずっと以前からあるはずですが，今もって初歩的なミスが後を絶ちません．あなたがもし初心者だったら，スライドを作ることが上手なベテランの先生からアドバイスをしてもらってください．多くの医学部では視聴覚部門があって，実践的なアドバイスをしてくれたり，してはいけないことを教えてくれます．視覚材料はあくまで講演の補助的なものであり，けばけばしい色や愚かな言葉，子供向けテレビ番組になら合いそうなサウンドなどは絶対に使わないことです．パワーポイント（マイクロソフト）などのパソコン用ソフトウェアがあれば，明瞭なスライドを作ることができます．しかし，場合によってはだめなスライドが出来かねません（第5章参照）．スライド作成のためのガイドラインは次の項目について考えるべきです．

・一般的フォーマット
・本文
・図
・表

一般的フォーマット（Box 4.1 参照）

「スライドの枚数は少ないほどよい」ということを，基本的なこととして覚えておいてください．パワーポイントのようなソフトを使う時に問題なのは，スライドを何枚でも簡単に作ることができるということです．そこで聴衆が受ける印象は，スライドが次から次へとパッと光っては消えていく，文字どおりスライドショウという印象で終わってしまいかねないということです．最大使える枚数は1分の話で1枚，あるいは10分間に6枚くらいではないでしょうか．

Box 4.1　一般的フォーマット

- スライドは少ないほどよい．
- 簡明でごちゃごちゃしていない方が見やすい．
- 使う色は注意深く選ぶ．暗い色を2種類使わない．
- スライドの横向きを同じにする．
- スライドは同一のフォーマットで作る．色彩のコンビネーション，書体（フォント），レイアウトに注意する．

簡明ですっきりしたスライドを作ることは内容を印象づけるために大切なことです．ロゴマークは不要です．聴衆はあなたがどこで仕事をしているかとか，今どの学会に出席しているかといったことにはあまり関心がありません．スライドの縁はあまり気取ったものにしないでください．聴衆はあなたのことを服飾デザイナーかそれ以下に思っ

てしまいます．そしてスライドをあまり揺らすような印象を与えないようにしましょう．さもないと，スライドをじっくり見てもらいたくないと思っていると誤解されてしまいます．

　スライドの色をどうするかということはきわめて重要な問題です．例えばブルーのバックに黄色や白の文字というような，暗い背景の上に明るい色を使うというのが伝統的なスタイルで，この場合それぞれの色に濃淡をつけることができます．最近はあまり好まれませんが，明るい背景に暗い文字も見栄えは悪くありません．昔からよくあるのは白い背景に黒い文字というパターンですが，これは講演する会場の照明を一部しか暗くできない時にとくに有効です．暗い背景に暗い文字は絶対にいけません．ダークブルーのバックに赤い文字という組合せを好む人がいますが，これはだめです．イギリスでは道路標識はダークグリーンの背景に黄色，または白の背景に黒と決まっていることを覚えておいてください．これはこの組合せがいちばん見えやすいからです．

　可能ならスライドの向きをすべて同じにしてください．スタンダードサイズは 50.8 mm（2 インチ）の正方形のマウントですが，中のスライドは長方形にした方がよいでしょう．たいていのスライドは横が長く，縦が短い（3：2）ものです．もし縦長のスライドを使う時は，会場によっては，映写すると上か下のどちらかが欠けてしまうこともあることを承知しておいてください．スライドの一部が天井や床に映っているのを見ると，たいていの人はいらいらします．

　結論として，スライドはすべて同じフォーマットで作ることです．つまり，色の組合せ，フォント，レイアウトなどすべて同じにするということです．自分の講演を首尾一貫したものにしたければ，スライドも当然そうするべきです．過去のさまざまな講演で使ったスライドをごちゃまぜにして使うのはやめてください．聴衆を侮辱していると

思われても仕方ありません．そんな時は聴衆は，その虹色の，読みにくい，ひどいスライドをいつ，どんな講演で使ったのだろうと怪しむことの方が先で，講演の内容は耳に入らなくなってしまいます．

本文 （Box 4.2 参照）

　非常に多いミスは1枚のスライドであまりにも多くのことをしゃべろうとすることです．1枚のスライドで8行以上にならないようにしてください．できることなら6行までが望ましいと思います．行数が多くなるようなら二つのスライドに分けてください．このことはスライドを作成する上で基本的なことであり，必ず守ってください．

　非常に短い文章は別にして，完全な文章をスライドに書かないことです．1行にキーワードだけ書いてください．自分が話そうとしているポイント毎に1行で済ますのが望ましいやり方です．一つのポイントについて2-3行使うとインパクトが薄れます．読みやすくて明瞭なフォントを選びましょう．新聞を参考にして，ある一定の距離から最も読みやすいフォントを見つけるという方法もあります．大文字は小文字に比べ読みにくいので，使わない方が賢明です．あるポイントを強調したい時は関係している語句にアンダーラインを引きます．あるいはその単語だけ異なったフォントを使うこともありますが，その場合スライドの安定感，落ち着きといったものが損なわれることもあるので，注意が必要です．本文は左側を揃えて書き，右のマージンは揃えなくてよいです．

Box 4.2　本文

・6行までが望ましい．決して8行以上にはしない．
・各行にはキーワードを書く．
・明瞭なフォントを選ぶ．
・大文字は使わない．
・左端を揃え，右のマージンは揃えない．

スライドはできるだけシンプルなものにし，細かなことは書かないことが大切です．もし聴衆にスライドのレイアウトについて説明しなければならないようなら，そのスライドは失敗作です．

図 （Box 4.3 参照）

スライドに図を描く時にスライドを台無しにしてしまう可能性があります．本文と共通した一般原則が図についても言えます．配色に注意することと，一つの図の中の内容が多くなりすぎないことです．誌上投稿の時に編集者が四つの小さなグラフを一つのものにするように指示したとしても，同じような見にくいものを口頭発表のスライドにする理由にはなりません．編集委員はスペースをいかに有効に使うかを考えながら，レイアウトの決定をしています．あなたの目的はまったく違います．明瞭で間違いのないスライドを使って情報を与えることであり，そのためには1枚のスライドに一つのグラフが原則です．

複雑な円グラフは印刷物では印象的に見えますが，スライドでは必

ずしもそうは見えません．なぜなら講演会では，円グラフを見てすぐ理解することが難しいことが多いからです．

Box 4.3　図

・一つのスライドに図は1個．
・異なった区域を表す場合は色を変えるのではなく，パターンを変える．
・可能ならデータの信頼性や変動性を示す．
・図の中の説明は水平に記入する．
・立体的イメージの図は避ける．

　一つの線グラフでは異なった線を表すのに色を変えるより，異なったパターンを用いた方がよいと思います．これは線グラフが交差したり，平均値が同じためにグラフが重複する時の混乱を避けるためです．線を変える時は違う色を使うのがあたりまえのように見えますが，そうしてもよいのは線の間隔が広い時だけです．できることならデータの変動性を表示するとよいのですが，そうすることによってスライドがかえって分かりにくくなったり，言いたいことが伝わりにくくならないか考える必要があります．もし必要なら信頼性に基づいたデータであるということだけ述べれば，聴衆はその発表の統計的処理を信頼せざるを得ないと思います．図の中の説明は水平に記入し，必要なら（聴衆に頸椎損傷を起こすことを望まない限り）略号を使ってください．そしてその略号は分かりやすいものであるべきです．1-4がどのグループかあなたは覚えているはずですが，大部分の聴衆は

15分前に忘れてしまっています．ですからグループの説明は適切に記入してください．立体的な図は避けた方がよいでしょう．プレゼンテーションの際には何の役にも立ちませんし，あなたがソフトのマニュアルおたくであることを聴衆に教えているようなものだからです．

表（Box 4.4 参照）

スライドの中で表として出してもよいのは，シンプルなものだけです．なぜなら，同じ情報でも図で示した時より，表の方が見るのに時間がかかるからです．ここでもやはり基本的な原則があてはまります．一貫した配色，シンプルなフォント，見やすいレイアウトです．行や列をすっきり整えることは当然重要です．列が不揃いであるとこ

Table 4.1 24 Hour means (SDs) for air pollutants ($\mu g/m^3$ except PM_{10} - ppb) and daily incidence of wheezy cases and controls

	Spring	Summer	Autumn	Winter	All seasons
Pollutant					
Ozone	46.3 (16.7)***	40.6 (13.3)***	22.0 (15.4)	22.3 (15.9)	32.7 (18.8)
SO_2	13.6 (11.5)***	14.7 (14.3)***	14.7 (13.4)	27.7 (24.3)	17.7 (17.5)
NO_2	41.7 (19.1)*	37.8 (14.4)***	46.0 (17.6)***	48.7 (17.4)	43.6 (17.6)
PM_{10}	23.5 (11.6)***	23.8 (10.8)***	19.7 (10.7)***	32.2 (20.1)	24.9 (14.6)
Benzene	2.54 (1.24)**	2.59 (1.33)	5.08 (4.22)	4.08 (2.56)	3.57 (2.83)
1,3-Butadiene	0.86 (0.55)**	1.02 (0.74)	1.82 (2.01)	1.33 (1.34)	1.26 (1.34)
cis-2-Butene	0.19 (0.09)	0.22 (0.10)	0.47 (0.46)**	0.31 (0.30)	0.30 (0.30)
n-Butane	6.12 (3.71)	6.39 (3.57)	13.00 (11.65)**	9.14 (7.53)	8.65 (7.85)
tr-2-Butene	0.40 (0.13)	0.43 (0.16)	0.77 (0.64)**	0.54 (0.42)	0.53 (0.42)
Ethene	5.27 (2.66)***	5.49 (2.82)***	11.68 (10.00)	10.80 (7.58)	8.29 (7.16)
Ethylbenzene	1.36 (0.67)*	1.44 (0.76)	3.18 (2.85)**	2.17 (1.63)	2.06 (1.89)
Ethyne	3.48 (1.92)**	3.18 (1.66)***	7.08 (6.24)	5.63 (2.68)	4.82 (3.94)
n-Heptane	0.30 (0.15)***	0.30 (0.15)***	0.63 (0.55)	0.52 (0.37)	0.44 (0.37)
n-Hexane	0.69 (0.47)**	0.76 (0.44)**	1.23 (1.04)	1.11 (0.85)	0.94 (0.77)
m+p-Xylene	3.36 (1.74)*	3.62 (2.02)	8.07 (7.31)***	5.29 (4.22)	5.14 (4.86)
o-Xylene	1.38 (0.74)*	1.31 (0.64)*	3.20 (2.99)**	2.23 (1.71)	2.06 (1.95)
cis-2-Pentene	0.14 (0.07)	0.17 (0.99)	0.38 (0.20)***	0.22 (0.20)	0.22 (0.23)
iso-Pentane	6.59 (3.94)	7.67 (4.27)	11.93 (10.86)***	7.56 (7.30)	8.44 (7.41)
trans-2-Pentene	0.23 (0.13)	0.32 (0.19)	0.69 (0.66)***	0.40 (0.38)	0.41 (0.43)
me-Pentane	2.70 (1.47)*	2.93 (1.58)	5.47 (5.17)*	4.12 (3.56)	3.80 (3.48)
n-Pentane	1.32 (0.77)*	1.58 (0.91)	2.61 (2.19)**	1.79 (1.35)	1.82 (1.49)
Toluene	6.37 (3.27)*	6.92 (3.57)	14.00 (12.63)**	9.76 (7.99)	9.68 (8.39)
Ethane	5.15 (2.24)***	3.83 (1.76)***	6.69 (5.14)	7.88 (3.54)	5.88 (3.74)
Propane	2.36 (1.31)**	1.95 (0.99)***	4.02 (3.13)	4.58 (2.27)	3.22 (2.36)
Isoprene	0.26 (0.20)	0.60 (0.31)***	0.48 (0.41)**	0.30 (0.26)	0.41 (0.33)
Average HC	2.45 (1.19)*	2.40 (1.13)*	5.05 (4.25)*	3.75 (2.60)	3.47 (2.86)
Incidence:					
All cases	3.2 (1.9)**	3.2 (2.8)**	5.1 (2.7)	4.5 (2.5)	4.0 (2.6)
Cases <2 years	2.0 (1.0)***	0.8 (1.1)***	2.3 (1.8)	2.0 (1.7)	1.6 (1.6)
Cases >2 years	2.1 (1.5)	2.3 (2.2)	2.8 (1.8)	2.5 (1.9)	2.4 (1.9)
All controls	63.5 (9.8)***	59.5 (10.1)	56.8 (9.9)	56.5 (9.2)	59.1 (10.1)

*$p<0.05$; **$p<0.01$; ***$p<0.001$ v winter season.
SO_2=sulphur dioxide; NO_2=nitrogen dioxide; PM_{10}=small particulates with diameter <10 μm; Average HC=average of all 21 hydrocarbons.

4. 視覚材料

Table 4.2 Estimated 8 hour TWA exposures* to MBT and its derivative by job and department title and by calendar period

Department	Department code	Jobs	Applied to earlier periods					
			1955–60	1961–67	1968–77	1978–80	1981–81	1982–85
MBT solution	82936	Autoclave operator, dissolver bath operator, dayman	1.75	1.75	1.75	0.50	0.50	0.50
Bantex or Thiotax	99909	Centrifuge mill operator	4.25	4.25	4.25	1.75	1.75	1.75
"	"	Day bagging operator	4.25	4.25	4.25	4.25	0.88	0.88
"	"	Packing or precipitator operator, flexible operator	1.75	1.75	1.75	1.75	3.75	0.0
Pelleting	99905	Pellet operator	0.0	11.70	11.70	3.83	3.83	1.75
"	"	Day pack operator	0.0	11.70	11.70	2.33	2.33	1.75
Milling and blending	99980	Blending operator	1.95	1.95	1.95	0.64	3.24	3.24
Thiofide	82957	Senior operator, flexible operator	2.25	2.25	2.25	2.25	2.25	0.85
"	"	Bag flake operator, dayman	8.50	8.50	6.00	6.00	6.00	0.85
Thiurams	99970	Filtrate pellet operator	0.0	0.0	2.13	0.0	0.0	0.0
"	"	Dayman	0.0	0.0	6.50	6.50	0.0	0.0
All others	—	—	0.0	0.0	0.0	0.0	0.0	0.0

*The precision suggested by two places of decimals is spurious and should be ignored.

Table 4.3 Definitions

Knowledge	Specific information about a subject
Experience	Direct personal participation or observation
Competence	The condition of being capable; ability; the state of being legally competent or qualified

Table 4.4 Distribution of responses by country

Country	Respondents (n)	Country	Respondents (n)
Austria	2	Latvia	1
Belgium	3	Lithuania	2
Bulgaria	2	Norway	4
Czech Republic	6	Portugal	4
Denmark	2	Russia	1

ろは聴衆の目につきやすく，気になります．図と同様に表についても説明や注釈を明示し，測定した値には単位をつけます．印刷用の論文に載せる表は，スライドにはたいてい不向きです．Table 4.1 と 4.2 は最近 British Medical Journal に掲載されたものから引用したものです．これはスライドを使った発表では使えないことが分かると思います．情報がたくさん載っていますが，遠くからは見えないので無視するしかありません．これとは逆に Table 4.3 と 4.4 はスライドには向いています．

Box 4.4　表

・表は非常にシンプルであること．
・論文の印刷用に使う表は口頭発表には使えない．
・行や列が整っていることが必須．
・明確な説明と脚注，測定値の単位を記載する．

　スライドの準備が全部整ったら，講堂で同僚と一緒に一度試写してみます．そして間違いがないか注意深くチェックしてください．たいていは，そのスライドを初めて見る同僚があちこちミスを指摘してくれます．同僚の一人に講堂のいちばん後ろに座ってもらって，全部のスライドが明瞭に見えるかどうか確かめてもらいましょう．もし見にくいスライドがあったら，直さなければなりません．自分の気に入っているスライドが完璧ではないことは認めたくないものです．しかし，口頭発表の前にはきちんとミスを見つけて訂正しておかなければなりません．全部のスライドについて訂正し終わったら，講演を始めてもかまいません．リハーサルする時に，スライドが第2章の「視覚材料」に示してある基本機能を満たしており，それを土台として首尾一貫した講演ができそうかどうか検討してください．

　それが済んだらもうほとんどOKです．細かな部分についてはリハーサルを繰り返し，講演の内容がさらに洗練できたと思ったら，もう一度リハーサルをしましょう．

4. 視覚材料

> **まとめ**
>
> ・医学の講演をする時は視覚材料は絶対必要である．
> ・黒板（または白板）とカラーペンを使ってもよいのは，自分が才能豊富だと思った時だけ．フリップチャートも勧められない．
> ・ビデオは新しい臨床技術などを見せるのに有効なこともある．
> ・スライドは最もよく使われる視覚材料であり，パワーポイントで作るのが普通．
> ・スライドは枚数が少ないほどよく，できるだけシンプルで図や表は理解しやすいものにする．

5. コンピューターによるスライド作成：パワーポイントでのよくある失敗の原因

あなたのライフワークのエッセンスについての発表，最近治療した珍しい症例についての説明，あるいはあなたの指導医が興味を持った最近の医学雑誌の記事を要約するように指示したとしましょう．パワーポイントを使ってその準備をする際によく失敗することがありますが，どうしてでしょうか．データの質がよくない場合は，せっかくのAV機器も宝の持ち腐れになってしまいます．スライドやビデオをすばらしいものにしなければなりません．そうすれば視覚的なプレゼンテーションがいかに上手だったかを聴衆に深く印象づけることができます．

最も大切なことは自分が発表しているテーマについては，聴衆の99％以上の人たちよりも自分の方がよく知っているということを忘れないことです．しかし，自分よりよく分かっている残りの1％が誰かを認識しておいて，彼らからの質問には，回答する前にまず話がかみ合うようにしておかなければなりません．

基礎的事項

発表する際に聴衆を混乱させるためには，あらかじめ発表の筋書きを作っておかなければよいのです．聴衆は最初は驚き，そのうちうん

5. コンピューターによるスライド作成：パワーポイントでのよくある失敗の原因

ざりし，最後には明らかに我慢できなくなるでしょう．関係ない情報を連発するような話し方で講演してもかまいません．これとは逆の方法は，簡単明瞭で，聴衆に知ってもらいたいことは何なのかをはっきりと示してある発表をすることです．そうすればあなたは，筋の通った話ができる優秀な発表者という名声が得られることになります．

　聴衆をいらいらさせようと思ったら，時間を無視するような態度で講演することです．そして座長がもう時間が来ていますと言ったら，急いで最後の10枚のスライドを見せます．これに対するいちばんよい対処の仕方は座長が発表者のマイクのスイッチをオフにし，会場のスピーカーにベートーベンの交響曲第9番を流し，だんだんボリュームを上げていくことです．どんなに立派な視覚材料でもこれには勝てません．

どのような方法を使うか？

　OHP用シートは自分が扱える範囲に置くものであり，信頼できる方法だと思います．すぐ作ることができ，パワーポイントを使えばフォーマットや色も豊富になります．OHPはよく使われますが，出力が小さいので聴衆が少ない場合に限られます．

　35 mmスライドは世界中で使われてきた最もポピュラーな方法です．現在はパワーポイントの類のソフトで作成し，自分で保存しておくことができます．発表や講演をする場所にはどこでも35 mm用スライドプロジェククターがあります．しかし，時としてこのプロジェクターが信頼できないことがあります．スライドが詰まったり，次に進まなくなったり，1枚飛ばしてしまったり，あるいは電球が切れて予備もないことがあります．この35 mmスライドは，作る費用は比

較的安いものですが，最近は業者や院内のスライド作成部がそこそこのコストを取ることがあるようです．1回のプレゼンテーションに2万円はすぐかかってしまいますので，不完全なスライドを使う傾向があります．実際の口頭発表でスライドを使ってみて初めて，問題点が分かるということもあります．また簡単に説明できると思っていたスライドが，発表する時になって初めて難しいと分かることもあります．次回にそのスライドを使う時までに，こういった大小さまざまな失敗を取り除くには相当な努力が必要です．

　パワーポイントですべて準備するのは結構融通の利く方法です．発表の直前まで，あるいは発表の最中でも変更が可能です．スライドを変更するのにコストがかからず，しかも非常に簡単に変更できます．しかも別のテキストを使ったり，ダイナミックなスライドと入れ替えたり，グラフィックスやビデオを導入することもできます．今や世界中どこでもパソコンに合ったプロジェクターが用意でき，コンピューターからつなぐことが可能です．パソコンのプロジェクションですが，現在は 800×600 ピクセルの SVGA（Super VGA）がいちばん低く，XGA（Extended Graphics Array）は 1,024×768 ピクセルですが，これも急速に標準になりつつあります．以前の VGA（Video Graphics Array）のシステムは 600×480 ピクセルで，あまり満足できるものではありません．

　ある種の特別なソフトもあり，パワーポイントを使う時に役立つものもあります．その中にはスライドのぎざぎざのある縁をスムーズにしたり，使っているパソコンに合わせてスクリーンの解像度のよいものを選択してくれるものがあります．あるいは，最も大切なスライドを聴衆に見せようとした時にスクリーンが突然真っ暗にならないように，パソコン上でパワーをセーブするシステムを止めてしまうような特殊なソフトがあります．

5. コンピューターによるスライド作成：パワーポイントでのよくある失敗の原因

主電源がオンになっているかいつも注意する

　ラップトップ型コンピューターの電源でプレゼンテーションする時は，途中でバッテリーがなくなってしまうこともあり得ることを念頭においてください．そして主電源が確かにラップトップとつながっているか確認しましょう．国によってはコンセントにスイッチがついている場合があるので，それがオンになっているかもチェックしてください．

　パワーポイントは複雑でデリケートな磁気–器械システムです．ハードディスクが故障することもあるので，発表の内容は必ずバックアップを取っておきます．バックアップのために使うものは発表内容が1.4メガバイト以下ならフロッピーディスクでOKですし，それ以上あるいはグラフィックスやビデオも含んでいるのならCD–ROMがよいでしょう．本当に注意深い，あるいは被害妄想的な人はラップトップを二つと，発表内容すべてを保存してあるCD–ROMやバックアップを取ってあるハードディスクも持っていくことがあります．Zip discを持って会場に着いた途端，CD–ROM用の環境しかないことが分かった時ほど，みじめなことはありません．

スライドのレイアウト

　パワーポイントは発表のレイアウトについてはほとんど無制限の可能性を提供してくれます．これは色彩や形式のバランスについて生まれつきの才能があればたいへん有利なことですが，あなたが典型的な医師なら一風変わった配色や効果を使いかねません．最初はスタンダードな発表用テンプレートを使った方が無難です．一つのスライドの中では，同じフォントを適切な文字サイズで使うべきだというような

> **Box 5.1 Poor text layout**
>
> This is what can happen if the text is made too small so that considerable amounts of data can be placed on a single slide and the maximum amount of information can then be provided
>
> The effect may be viewable from the front row – just, or with a telescope from the back of the hall
>
> There is little point in attempting to cram so much information into one slide – better to space out the text on to several slides and then the audience will be able to see and hopefully understand exactly what you want
>
> This is especially the case when trying to fit excessive data into a table
>
> There should be no need to apologise for slides unless they are burned by the projector bulb

> **Box 5.2 Good text layout**
> - Use "bold" and "shadowing" on the text
> - Select an appropriate font size
> - Use a uniform font per slide
> - Have an appropriate number of text lines and points to be made

簡単なルールがあります．太い文字やシャドウを適切に使えば読みやすくなりますし，一つのスライドに合った行数や句読点の数があります．1枚のスライドにいろいろな内容を入れようとしないで，何枚かに分けたほうが無難です（Box 5.1 および 5.2 参照）．

スペルチェッカーを使う

スペルの間違っているスライドほど価値のないものはありません．発表の準備に十分な時間をかけなかった印象を与えますし，聴衆には何か投げやりな態度に見えてしまいます．

スライドの背景

パワーポイントではスライドの背景は広く，色や陰影や構成など自

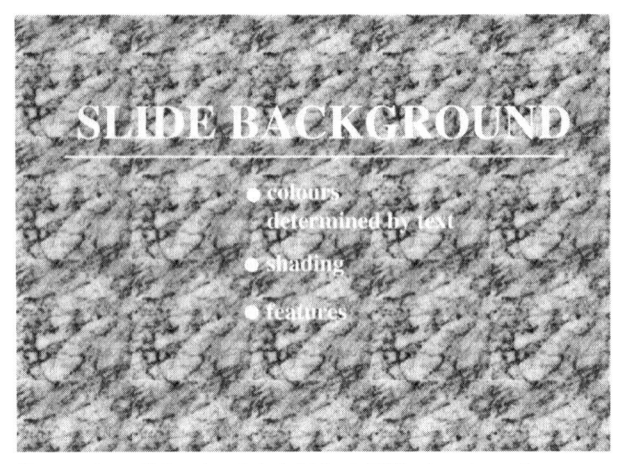

5. コンピューターによるスライド作成：パワーポイントでのよくある失敗の原因

図 5.1　明るい背景に白い文字を使用した問題のあるイラストレーション

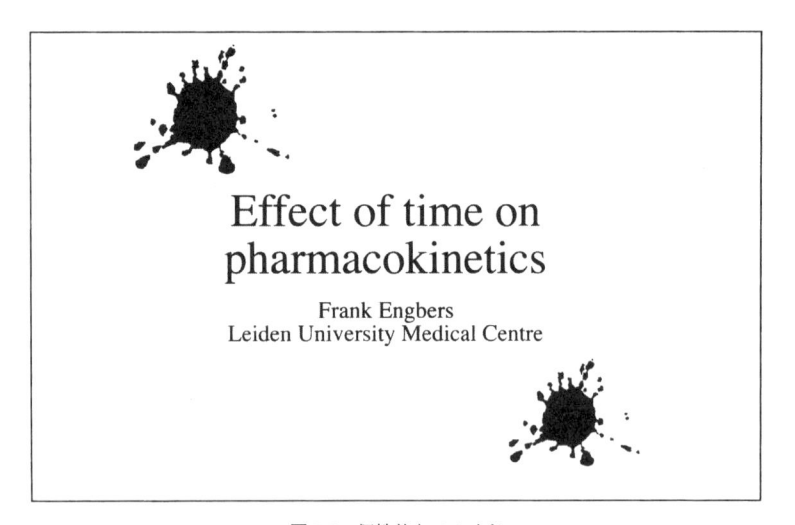

図 5.2　個性的なスライド

由自在に使えます．スライドの内容に応じて発表したいことがはっきり分かるような組合せを考えるべきです．青い背景に白や黄の文字なら一般的に安全な選択です．しかし赤と緑の組合せは色盲の人にはよくありません．図 5.1 は明るい背景に白い文字を使った悪い例です．

メッセージがまったく伝わりません．

　発表者がエキスパートの場合，背景を図 5.2 のように個性的に作る人がいます．満足のいくインクの染み模様を作るのに数日かかったようです．

　それでは，他のメディアにはないパワーポイントによるプレゼンテーションのさまざまな特徴を取り上げてみましょう．これらは聴衆の注意を引きつけるのには効果がありますが，危険性としては肝腎のスライドの内容よりも，次はどんな特殊な構成のスライドが出てくるかということに注意がいってしまうことがあります．

スライド送り

　スライドは上からも，両側からも，また下からも送ることができます．またスライドを分割させるなど，さまざまな送り方が可能です．しかし，派手なスライド送りによりせっかくの教育的内容が台無しになることは避けなければなりません．

スライドのテキストビルディング

　同じような危険は，スライドの本文を作る時に，あまりにもたくさんのタイプのフォントを使ってしまう場合にもあてはまります．この原因はたくさんの違った方法で本文を作成できることにあります．本文の行はそれぞれの単語の 1 文字を右から，または左から入れることで構成されています．本文は左右，上下からスライドに入れることができます．スパイラル効果は文章をスライドの中心からスピンアウトさせる方法です．

特別な効果を使いすぎないことが大切です

　特別な効果は無制限に使わないで，本当に重要な点を強調したい時

5. コンピューターによるスライド作成：パワーポイントでのよくある失敗の原因だけ用います．

グラフィックス

パワーポイントではグラフを作ることができます．立体的グラフや線を引くことによりシンプルなイラストで内容を表現できるわけです（図 5.3）．また別のファイルからデータを取り出し，もともと作ってある図表の上に線グラフでそのデータを表すことも可能です（図 5.4）．

デジタル写真

パワーポイントのいちばん優れているところは，口頭発表の際に異なった構成要素を挿入できることです．デジタルカメラで撮影した写

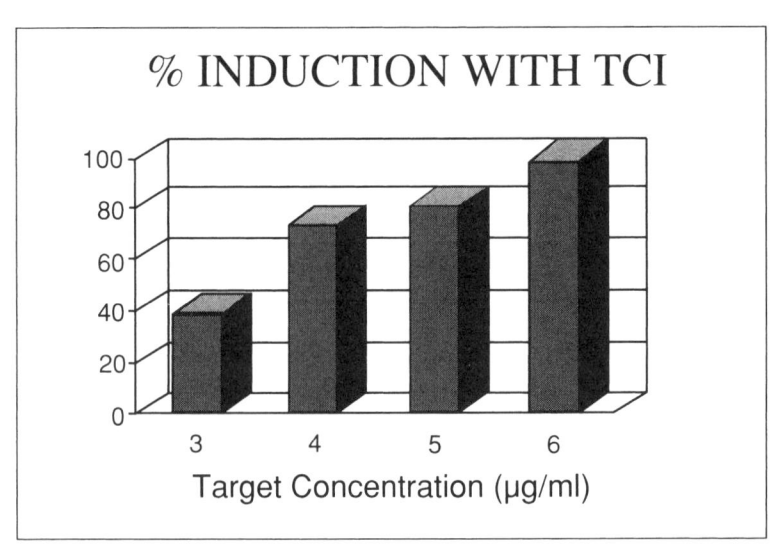

図 5.3　パワーポイントではグラフを用いて分かりやすいイラストを作ることができる．

グラフィックス

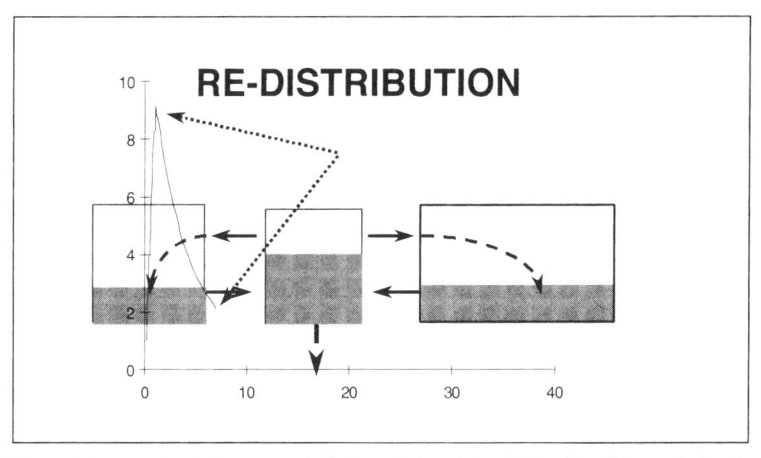

図 5.4　別のファイルからのデータを線グラフとして表し，図表の上に重ねることもできる．

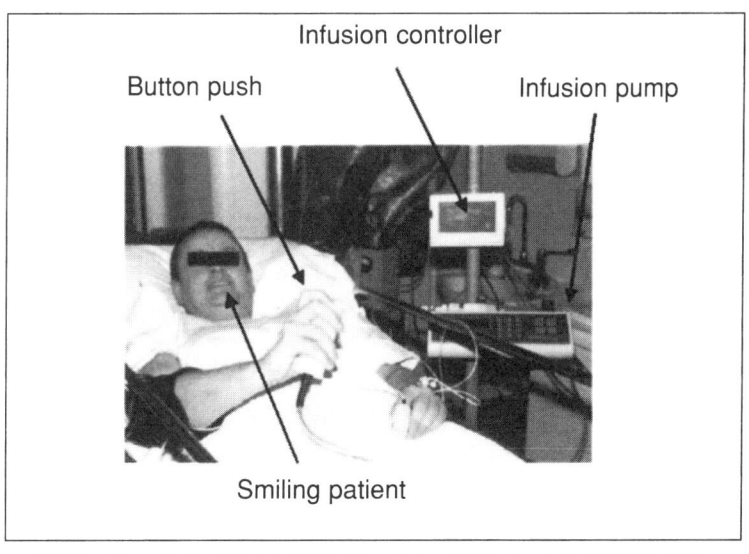

図 5.5　パワーポイントにスライドをスキャンし，強調したいところに注をつける．

5. コンピューターによるスライド作成：パワーポイントでのよくある失敗の原因

真や 35 mm スライドをスキャンしたものを取り込んで，画質のよいスライドを作ることができます．古い 35 mm スライドに撮ってある器具や患者さんの写真，あるいは病理組織の所見などをスキャンし，CD-ROM で永久に保存できます．このような画像をスライドに挿入し，自分の強調したい点をイラストで示すことができるわけです（図 5.5）．画像をスキャンしておらず，35 mm スライドを使わなくてはならない時の最もよい方法は，パワーポイントで完全に真っ暗なスライドを作っておいて，そこで見せたい 35 mm スライドを映すことです．それを映し終わったら何も写っていない 35 mm スライドを出して終了させ，またパワーポイントで発表を続ければよいわけです．

デジタルビデオ

デジタル写真と同じように，デジタルビデオもパワーポイントでの発表の際に導入することができます．これは手術や患者さんの動作などをデモンストレーションしたい時はきわめて効果のある方法です．ビデオや写真などの映像を取り込む時の最大の難点は，必要なメモリー量が飛躍的に増えることです．おそらく 30-40 メガバイトの容量が必要です．

その他のプログラム

パワーポイントで発表する際に別のプログラムを使いたいと思うこともあるかもしれません．これはある種のスプレッドシートや特殊な薬物動態学的シミュレーションのプログラムなどがあてはまると思います．アクションボタンをスライドの中に挿入しておき，さまざまな機能とリンクさせたり，別のパワーポイントで作っておいた発表材料

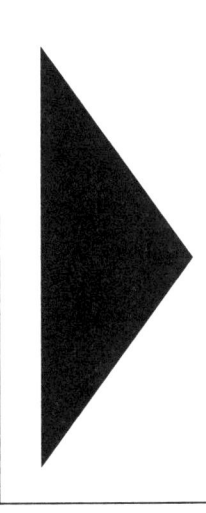

> **POWERPOINT PRESENTATION**
> - Entire presentation depends on magneto-mechanical components
> - Must ensure adequate back-up

図 5.6 強調したいところに別のフォーマットを使う．

や，あるいはまったく異なったプログラムを作動させたりすることが可能です．

今日の話で何を憶えてもらいたいか

聴衆を楽しませるためにではなく，注意を引くためにスライドの背景に別のフォーマットを使うこともあります．例えば，矢印を用いて重要な点を強調する時などです（図 5.6）．

プレゼンテーションをコントロールする

パワーポイントを使って口頭発表する際にまずいのは，演者が演壇

5. コンピューターによるスライド作成：パワーポイントでのよくある失敗の原因

まで行き，ラップトップにスイッチを入れ，スタートするまで待って自分の発表用のファイルを開き，そしてやっと始まるという過程です．あらかじめラップトップにスイッチを入れ，PC プロジェクターにつないでおくのがプロのやり方です．発表する時，最初は黒いスライドで始めたらどうでしょう．聴衆にはスクリーンが空白になっているとしか見えないと思います．そして次のスライドに移り，あなたの発表が始まります．口頭発表を始める時と同様に終了する時にも問題があります．最後のスライドが終わると，それまでのすべてのスライドのアイコンがスライドソーターモードで再度映し出されるのは好ましくありません．最後のスライドが終わったら，発表を開始する時と同じように，スクリーンが空白になるよう黒いスライドを出したらどうでしょうか．黒いスライドを２枚挿入しておけば，うっかり２回スライドをとばしても問題ありません．

　その他にはキーボードの"B"のキーを押すこともあります．これでスクリーンが空白となります．"W"のキーを押すと何もない白いスクリーンになります．スライドを進めたり戻したりするのは矢印キーです．"N"のキーやスペースキーでも次のスライドに進めます．

　パソコンが演壇から離れすぎていて，キーボードに触れないこともありますが，これは赤外線あるいはリモートコントロールを使えば問題ありません．レシーバーがパソコンかプロジェクターに直接つながっているはずです．このシステムはマイクがネクタイや襟に留めるタイプのものであると好都合で，ステージを自由に動いたりリモートマウスを使って，スライドに示す矢印を別の箇所に動かすことができます．

途中をとばして結論に移る場合

　自分に与えられた時間を守ることは非常に大切です．しかし時間をきっちり守れる人はそんなにいるものではありません．パワーポイントを使えば完璧に時間厳守した発表が可能です．残り2-3分になったら時間を教えてくれるようにタイマーをセットしておけば，結論のスライドに移れます．結論を述べる時間がぴったり残っていることをタイマーが知らせてくれたら，リターンキーを押して結論のスライドを出せばよいのです．時間がない時は途中のスライドをとばさなければなりません．

　この場合，発表を始める時に結論のスライドが何枚あるか知っていなければなりません．できればマスタースライドにアクションボタンを使えるようにしておくと便利です．これは半透明の小さな部分で，あなたからはそれが見えるようになっています．そして「アクション」で「結論」とラベルしてあるスライドにハイパーリンクするようにしておくのです．発表する際にすべてのスライドにこのアクションボタンを設定して，マウスを移動させてそこを押せば自動的に結論のスライドにジャンプするようにしておきます．そうすれば途中に何枚かスライドがあってもOKです．

そして最後に

　口頭発表の前に準備がうまくいったかを確認するチェックリストを，いろいろな項目について漏れのないように作るべきでしょう（Box 5.3 参照）．

5. コンピューターによるスライド作成：パワーポイントでのよくある失敗の原因

Box 5.3　最終準備

・余裕を持って会場に到着する．
・会場のプロジェクターが自分のパソコンと合うかチェックする．
・主電源が口頭発表するのに使う設備とつながっているか確認する．
・始めは黒いスライドでスタートするか，"B"のキーを押し，何もないスクリーンにする．
・リラックスする——あなたはすばらしい口頭発表をする準備が整っています．

　このような発表の仕方に慣れるには方法は一つしかありません．何回も実際に練習することです．他の人たちがどういうふうに口頭発表をしているか，よく観察してください．そしてそのマネジメントはどうしているのか聞いてみましょう．パワーポイントは口頭発表を大失敗に導いてしまうほどの非常に幅広い可能性を提供してくれる，ユニークな道具であると思います．しかし聴衆を驚かせたり，注意を引いたりする力強いコミュニケーションの手段でもあります．もし聴衆を引きつけられなかったら，口頭発表の仕方がまずかったということになります．パワーポイントでスライドを作れば，いつでも間違いないものが出来上がる，ということも利点です．

そして最後に

まとめ

・ハードディスクが故障しても発表に差し支えないように，バックアップを取ってあるか確認する．
・スライドが間違いなく出来上がるように標準的なテンプレートを使う．
・口頭発表を始める前にパソコンをセットアップする．
・発表が終わりに近づいたら知らせるようなタイマーをセットする．

6. 上手な登壇の仕方

　さあ，あなたは口頭発表のために一生懸命準備してきました．そして発表内容について十分検討もし，精選できました．使うジョークもいくつか決めました．すばらしいグラフィックスもタイミングも完璧です．あとは発表するだけです．できるだけの努力をし，準備をしてきて，あとは話を始めればよいのですが，ちょっと待ってください．それだけでしょうか．

　自分自身のことはどうですか．どのような印象を聴衆に与えますか．今まで下手な立ち居振舞いのおかげで，どれほど多くのすばらしい口頭発表がだめになってしまったでしょうか．聴くに耐えない，見るに耐えない，あるいは成功とはほど遠い，態度の悪い発表者たちにどれほど我慢させられたことでしょうか．

　そういう落とし穴を避けるにはどうしたらよいでしょうか．スマートで自信に満ち，印象深い態度で登壇するにはどうしたらよいかです．あるいはもっと現実的な言い方をすれば，自分自身が自らのプレゼンテーションの妨げにならないためにはどうしたらよいかということです．

　いくつかヒントがあります．それは私が努力して学んだことですが，あなたがオウンゴールしないように，お教えしたいと思います．

早めに到着する

　最初のアドバイスは，十分余裕を持って到着することです．時間ぎりぎりに着いたためにろくなことがなかった例をたくさん見ています．座長は心配そうに時計を見て，コーヒーブレイクを前倒ししようかと考えなくてはなりません．会場の後ろの方で騒動が起きます．スピーカーがなり，ノートやOHPのシートが散乱します．壇上でつまずいてマイクにぶつかり，プロジェクターのスイッチを探して引っ掻き回し，最初のOHPを上下逆さに映し，会議全体をぶち壊してしまいます．

　こんなことは絶対に避けなければなりません．そのためには早めに会場に到着することです．早く会場に到着することの利点としては次のようなことが挙げられます．

- 会議のムードと，あなたの口頭発表で議論になりそうな点がつかめることがあります．

- 自分が単にプレゼンテーションをしに来ただけでなく，学会全体に興味があることを示せます．

- ステージのセットアップ，演壇，パネルテーブル，マイク，スライドを映す装置などについて確認する時間があります．

- 次の作業に専念できます．

- あなたはもちろん，主催者も落ち着きます．

音響は OK か？

あまり慣れていない音響を使うと，昔から言われている大きな落とし穴にはまってしまう，不運な発表者になりかねません．よくある失敗は，マイクのスイッチを入れ忘れたり，マイクの向きが正しくなかったり，ギーギーがたがたトタン板を引っ掻くような音を立てたり，あるいはマイクに近づきすぎて喉頭炎を患っている宇宙人のような声になってしまうことです．

自分のセッションが始まる前に 2-3 分でよいですからマイクをチェックして，必要なら調整してください．スタンド型のマイクなら（フロアースタンド型でもテーブルスタンド型でも）自分の口に合わせてください．しかし吐く息が直接当たる方向から少しずらしたほうがよいでしょう．これはふいにポンとはじけるような音が出ないようにするためで，そうしなければパの音が繰り返し出てきて発表をぶち壊すからです．マイクは口から 15 cm くらい離し，スクリーンのある方向に置いてください．逆の位置に置くと，スクリーンを見ようとして横を向いた時に声が聞こえなくなってしまいます．セットアップできたら，2-3 語しゃべってみてください．「テスト，テスト，1, 2, 3, ただいまテスト中」と言うよりは，"Peter Piper picked a peck of pickled pepper." と言ってみる方が，はじけるようなパ行の音をえり分けるのによいと思います．

小型携帯式マイクは優れた小型機械の最たるものですが，音色に問題がある場合があります．まず，襟のない服装の人はどこに留めるかという問題があります．女性はしばしばこの問題に直面し，時には手で持ち続けざるを得ない場合があります．無線マイクですと，もっと困ったことがあります．入れる適当なポケットがない場合，マイクは

演壇の上に置いてください．しかし演壇もなく，あるいは OHP プロジェクターの横に立っているのなら，両手がいっぱいで困る時があります．OHP で発表する場合はシートを変えたりマイクを持ったりと，自分でしなければならないことが多く，いろいろな仕事をてきぱきとこなさなくてはなりません．スピーチが終わった時には，マイクを外すのを忘れてしまうという落とし穴が待っています．その結果，会場を去ろうとした時に服が引っ張られたり，マイクのスイッチが入ったままですと，たった今された質問に対して「まぬけな質問だ」などと漏らしてしまい，会場中に聞こえてしまうという事態になります．

見栄えがよいように見せる

　発表を成功させるためには外見も大事です．しかしアルマーニの服を着なさいと言っているわけではありません．私が言う意味は，立ち居振舞い方が分かっており，自信のある態度で，落ち着きとある種の優雅さを持ってステージに立ちなさいということです．安心して見ていられる態度で登壇できたら，聴衆はあなたが苦労している姿を観察することよりも，あなたの言おうとしていることの方に焦点を当てるようになります．

　服装について言えば，これはもうまったく会議の種類によります．一般医向けのカジュアルで小さな昼のセッションと，国際会議とでは，着る服は自ずから異なってくると思います．主催者が求めているとあなたが判断した服装と，自分が快適だと感じるものとのバランスがぴったり合うようにすればよいと思います．ゴールデンルールはありませんが，別の言い方をすれば，自分が示そうとしている印象やメッセージからかけ離れるような服は避けたいということです．自分の

好みの超幅広のネクタイや装飾品は家に置いてきてください．

立ち居振舞い

　事故を起こしやすいジェラルド・フォード（Gerald Ford）元アメリカ大統領のことをかつて，チューインガムを噛みながらは階段を下りられない人物だときつく批判した人がいます．確かに口頭発表しようとする人の多くは，壇に上がると急に様子がおかしくなって，次にすること，すなわち，話を始めること，パソコンのボタンを押すこと，OHPを変えたり，スクリーンで何か示したりということに対処できなくなります．

　口頭発表の準備とリハーサルがうまくいけば，このような困難はほとんどなくなると思います．パソコンなどの機器類のセットアップの仕方に慣れておくようにということは先に述べましたが，そうすればどのボタンを押せばよいかも分かり，心配ありません．もしメモ帖などを使う時は，見出しとページ数を太文字にしておくと進みぐあいも分かりますし，聴衆の方を見た時にもすぐメモに戻れます．メモにどのスライドがどこに入るかはっきり書いておくべきです．OHPのシートの間に白紙を入れることによって，次のシートが何かも分かりますし，シートどうしがくっつくことも防げます．OHPのシートも番号をつけるべきです（床に全部落とすこともあり得ます）．できることならOHP用プロジェクターの横に前もって置いておくとよいでしょう．その際，使ったシートを置ける場所も確保してあるとなおよいです．

　自分のことを紹介されたらすぐ，成功する発表者のモードに入りましょう．そして自信を持ってステップを登り，あなたのことをよく言

ってくれた座長に微笑みかけてください．自分が立つ位置まで来たらノートを置き，マイクのチェックをし，聴衆に微笑みかけてから口頭発表を開始します．

　スライドやコンピューターグラフィックスを使うのであれば，演壇から聴衆に話しかけることになります．演者にとっては演壇は居心地がよいはずです．ノートを置けるだけでなく，カジュアルでリラックスした雰囲気が出ますし，落ち着いた専門的な態度を作り出してくれます．そして文字どおりにも，また別の意味でも演者を隠してくれる楯になります．

　しかし，それ以外では発表者のじゃまをする石臼にしかすぎないかもしれません．むしろコードレスマイクを持つか，大きな声で話すことにして，歩き回った方がよい場合もあります．その方がより印象的に見えたり，ドラマチックな感じが出ることもあります．しかしあまり大袈裟にならないようにしたいものです．気取りすぎたり，いらいらしている態度を見せると，聴衆の注意が話そうとしている内容ではなく，そちらの方にいってしまいます．

　OHPのシートが多い場合はプロジェクターの方に取られる時間がどうしても多くなります．その時はコードレスマイクにするか，スタンド型マイクをいつも自分の前に置いておかなければなりません．さもないと演壇と行ったり来たりしなければなりません．

　OHPを使ってプレゼンテーションする場合のポイントをいくつか挙げておきます．

- ・最初のシートを出した時に，位置など問題ないかまず確認してください．傾いていたり，枠からはみ出していたり，前後ろが逆だったりするといらいらします．

6. 上手な登壇の仕方

- その後はスクリーンを見ないようにします．そうでないと，あなたがいつもスクリーンの前に立つことになり，聴衆には背を向けることになるのでよくありません．

- OHPを使用の際，何か指し示す必要がある時は，鉛筆かペンで直接シート上で指示します．スクリーンで示さない方がよいでしょう．

- ポインターは所定の場所に置いたままにしましょう．あまり振り回されるといらいらします．

- そして他のところでも言いましたが，大きなフォントを使い，五つ以上の事柄を一つのシートに載せないことです．

35 mm スライドの時はレーザーポインターを使うことが多いと思いますが，腕をいっぱいに伸ばして使うことは避けてください．揺れが大きくなるからです．自分の体の近くで持ち，できるだけ固定するように支えてください．芸術家気取りで大きな円や渦巻きを書かないようにしましょう．

しゃべり方

ポイントは次のとおりです．

- 聞こえやすいように．　聞き取れなければいくらしゃべっても無駄です．

・分かりやすく． 聴衆が理解できなければ意味がありません．

・注意を引きつけられるように． 聴衆の注意を引きつけられなければやはり無駄というものです．

　もぐもぐしないでください．単調なしゃべり方もいけません．顎を上げ，自分の声が部屋の後ろまで届くようにします．
　完全な文章を一語一語読むのではなく，短い注釈などを適切に選んで使うとよいでしょう．休みを多く取ってください．重要なことを述べたあとは，とくに大切です．そうすることによって聴衆が，あなたが話した内容を正しく把握する時間が生じますし，あなた自身もリラックスする機会ができます．
　熱心に話し，熱意があるように見せてください．少なくとも自分の話に関心を持っているように見せてください．まったくどうしようもなく退屈な演者ほど，聴衆をうんざりさせ，どこか他のところへ行きたくさせるものはありません．話しているあなたに自分の発表に対する自信が窺えなければ，他の誰も自信が持てるはずがありません．
　しかし，反対のこともやりすぎないでください．話す言葉をどれも強調してしまってはうんざりしますし，歌うような抑揚はいらいらさせます．また派手な身振り手振りでスクリーンから注意をそらすのも困ります．熱心さ，情熱は必要ですが，メッセージが伝わらなくなるようではどうしようもありません．怒鳴ったりわめいたりしてもかまいませんが，ほどほどが肝要です．

アイコンタクト

アイコンタクトを取ることは非常に大切です．聴衆との関わり合いはアイコンタクトが取れているか否かで大きく違ってきます．大切なことを挙げておきます．

・自分の原稿やスクリーンに向かってだけ話しかけることはしない．

・床，天井，時計あるいは窓の外を見つめない．

・前の列に座っている人だけに話しかけることはしない．そうでないと他の人たちは疎外されているように感じます．

・自分を注目してくれている人ばかりを見つめない．たった一人の友人を失うことになってしまうかもしれません．

・会場の隅から隅まで目をやる．中央，前，後ろ，左，右．自分の輪の中に会場のすべての人を引き込んでください．

そして最後に——どうやって落ち着くか

あなたはできることはすべてやりました．注意深く準備し，同僚の前で何度かリハーサルを行い，会場に余裕を持って到着し，設備もチェックしました．そして壇上に呼ばれるのを待ってドキドキしていま

す．神経を落ち着かせるにはどうしたらよいでしょうか．

　私もそれは知りたいところです．私は医師として，あるいは時にはユーモラスな歌のグループの一員として壇に登っていますが，まだその問題は解決できていません．実際何か演説するのはとても気がかりなことで，私は花嫁の付添いの人にお礼の言葉を言うことができないという理由だけで結婚を何年間か延ばしたくらいです．

　ですからこの問題について私がアドバイスするのは無理かもしれません．もちろん，ただありきたりのことは言えると思います．例えば，深呼吸しろとか，海岸に打ち寄せる波を想像せよとか，筋肉を緊張させたりリラックスさせたりせよとか，あるいはマントラを静かに唱えなさいとか，ということなら言えます．しかしそれではあなたも納得しないだろうと思います．

　私のアドバイスは，とにかくやりなさいということです．自分をその中に放り込むのです．虎にまたがりなさいということです．アドレナリンが講演に活力を与えてくれるのを利用しましょう．自分が思っているほど神経質になっているようには見えないものです．トンネルの向うには明りが見えます．経験を積むとうまくいくようになります．

まとめ

・十分余裕を持って到着する．
・プレゼンテーションの前に音響をチェックする．
・自信を持つ．
・聞きやすく，分かりやすく，聴衆を引きつけられるように話す．
・アイコンタクトを取る．

7. メッセージを売り込むには

　メッセージを持ち，それを売り込むことは，プレゼンテーションを上手に行うための最も大切なテーマです．この章では，発表内容（メッセージ）を確認し，簡潔明瞭に作り直し，より効果的な内容にするにはどうしたらよいか考えましょう．

　しばしば会議で使われるメッセージという言葉は平均的な医師にはあまりマッチしません．これは，アルマーニのスーツを着込んだ典型的なマーケティング部の人間がある大企業の集まりで話をする場合や，数万人の信者の前で信仰に対する熱を高めるために話をする場合など，あまり医者には魅力を感じさせない心理的な場面を想像させます．きっと普通の医師たちはメッセージなど持っていません．あまり商売とは関係ない考えやデータを持っているだけなのです．

　しかしあえてメッセージで OK と言っておきます．メッセージとは，あなたが効果的にコミュニケーションしようとしていることそのものです．事実，意識的にせよそうでないにせよ，発表を上手にできなければプレゼンテーションは成功したとは言えないことは確かです．政治家，ジャーナリスト，経済界のリーダー，教授，独裁者などは，メッセージを売り込むことが，自分たちがしなければならない最重要事項だということを知っています．

　さて，メッセージについて始めましょう．プレゼンテーションの準備をする前に自分の発表を明確にしておかなければなりません．骨格

を作るためにメッセージを使いたいものです．

　メッセージとは何でしょうか．それはあなたが言いたいことの中心となっている単純な言葉です．言い換えれば自分が言おうとしていることの簡単な要約です．

　メッセージは実際的なスローガンになることがあります．例えば，「保守党に投票を」とか，「市長にはケン・リビングストンを」といったものです．しかしもっと長くてもかまいませんし，必ずしも自分の口頭発表の中に出てこなくてもかまいません．話の内容が十分吟味され，必要最小限に濃縮されていたら，その中に含まれているはずです．

　そこでメッセージは，「保守党は法律と秩序を重んじます」とか，「ケン・リビングストンは地下鉄国営化に反対です」というふうになります．あまり複雑になりすぎないようにしましょう．

　ジャーナリストは自分の主な意見をイントロダクションの最初の文節の中に入れるように訓練されています．文法的に正しく作らなければなりませんので，このイントロダクションは生のメッセージより，やや長くなりがちです．しかし自分が言いたいことの要旨にたどり着くために，たくさんの言葉を切り捨ててキーポイントに到達しなければなりません．

　あなたが町を歩いていて，自分の母親がちょうどバスに乗ろうとしているところを目撃したと仮定してください．何か大切なことを彼女に言いたいのですが，バスは発車してしまいました．息せき切って走りながら数秒で彼女に伝えなければならないので，言いたいことを短くまとめなければなりません．それが本当に大切なことだけが濃縮されたメッセージになります．

　メッセージはどのくらい必要でしょうか．一般的に言ってあまり多くない方がよいでしょう．たくさんのことを言おうとしても，聴衆は

7. メッセージを売り込むには

すぐ忘れてしまいます．「物事はできるだけ簡単に」という古くからある格言はこの場合覚えておいてもよい言葉です．

それで，メッセージは一つか二つ，多くても三つまでです．それ以上必要だと思っても，それは単に補助的なものにすぎません．どうしてもそれ以上メッセージがあるのなら，プレゼンテーションが二つ必要です．

さて，あなたは重要なメッセージを用意しました．それをどうやって説得力を持って発表しますか．まず，聴衆のことを本当に把握しなければなりません．彼らの中に身を置き，自問自答してください．

- 自分の考え方が自分を助けてくれるか．
- 何が事実で欠点は何か．
- 自分で納得できるか否か．
- 自分のニーズは何か．

効果的にプレゼンテーションするための重要なことの一つに，もし本当にあなたが説得力ある発表をしたいのなら，自分の言いたい利点と聴衆とを結びつけなければならないということがあります．そして聴衆個々のニーズを知り，自分のメッセージをそれに正しく適合させなければなりません．

例えばあなたがポルシェを売ろうとしていたら，それを買いたい人のニーズはロンドンからマンチェスターへできるだけ早く，しかもできるだけ騒ぎながら乗り回したいことだということを知らなければなりません．彼らは，横からの衝撃にも耐えられるかとか，3年の保証期間があるとかということにはあまり興味がないのです．

したがって，ポルシェを売る時のあなたのメッセージはポルシェが最も速くてエキサイティングな車だということです．最も安全な車だ

7. メッセージを売り込むには

ということもおそらく正しいのでしょうが，それは彼らは別に聞きたくないことであり，本当に必要なことでもないのです．聴衆の本当のニーズを知り，彼らに直接訴えてください．

　保守党の件に戻りましょう．あなたは警察官の代表で，保守党は法律と秩序を守る党であるということを訴えているとします．警察官が求めているのは自分たちの仕事を支持してくれる党が必要だということです．そしてもっと多くの警官が必要だと訴え，給料アップと，犯人を有罪だと宣告できるような司法部の必要性を訴えています．

　しかしもし聴衆が全員医学生だとしたらどうでしょう．彼らは調子を合わせて，単に近所を見回ってくれるもっと多くの警察官が必要だということには賛成するでしょう．

　しかしそのような主張を普通の学生相手にするのは結構大変です．彼らは疑い深く，医学生が警察官を増やしても守った方がよいと考えているほどには，法や秩序を守ろうとは思っていないでしょう．彼らはただぼんやりとこの分野での自分のニーズを感じているだけです．そこに効果的なメッセージを売り込む次のこつがあります．ある現象を宣伝するのではなく，利点を売り込むのです．

　警察官が大勢必要だ，というのは現象です．マンパワー不足が軽減し，ストレスが少なくなる，というのは警察官にとって利点です．

　より多くの巡回警察官が必要だ，というのは現象です．寮の周りに泥棒が出ないようにするためにより多くのマンパワーがいる，というのは利点です．

　$4l$のエンジンは現象です．停止状態から3.5秒で時速90 kmまで出せるというのは利点です．

　別の言葉で言えば，人々は解決策を求めており，他の物やサービスは求めてはいません．直径1.5 cmのドリルの刃を探しに店に行く人は，自分が買いたいのは1.5 cmの穴だということを本当は知ってい

ます．

　そこで，我々も明瞭単純なメッセージを持ち，聴衆のことをよく知り，現象ではなく，利点をアピールするようにしたいものです．それらのことが全部でき，プレゼンテーションを大成功に導くにはどうしたらよいでしょうか．

　同じプレゼンテーションというものはありません．しかし守らなければならないことはいくつかあり，次のとおりです．

- プレゼンテーションのイントロダクション──キーとなるメッセージを示し，自分がどんなことを言おうとしているかについて，聴衆がきちんと把握しているということを確認してください．ここではプレゼンテーションの予定を述べることが役に立ちます．聴衆が厭きてこないように時々そこに戻ってください．

- プレゼンテーションのプロセスに従ってください．古典的な方法はまず，自分がどこにいるか，どうありたいのか，選択の範囲を述べ，次にあなたが選んだ方法に言及するやり方です．

- スライドにあまり言葉を費やさないでください．スライドはキーポイントに焦点を当てている効果的な壁紙です．一つのポイントには3語以上使わないようにし，できるだけふんだんに絵を入れてください．

- 自分が焦点を当てている利点が明確に示されているか確認してください．

- いつもまとめをしてください（プレゼンテーションのあいだ中，

7. メッセージを売り込むには

常にまとめをしながら進行していくのはとてもよいことです）．そして自分の言いたい重要なことがその中に入っているか確認してください．

・聴衆があなたの言いたいことが理解できたか直接聞いてください．もし理解されていないようなら，理解させる最後のチャンスですからもう一度説明してください．

最後にプレゼンテーションで使ういくつかの言葉について述べます．立派な発表も，発表者が聴衆とコンタクトを取らなかったら，だめになってしまいます．一方，下手な発表も聴衆との関係がうまくいけば成功します．

役者は，観客と本当に一体となるには喜怒哀楽を見せなければならないと教えられています．この感情的な要素の解析の一助となるために，1960年代にフランスの俳優が感情的プレゼンテーションを七つの段階に分けたものを報告しています．

レベル1：燃え尽きてまったくエネルギーがない人．

レベル2：カリフォルニア人．たいへんリラックスし，人懐こいがポイントは押さえている．このスタイルは聴衆を安心させ，自分も自信があるように見せることができるし，あまり脅かされることも少ない．

レベル3：ステージマネージャー．これは中立的な態度を示します．黒い服を着て元気よくステージに現れ，椅子をどかしたりします．彼らは中立的な感情を見せます．これは大部分の人が示す状態ですが，聴衆との一体化がうまくいかないことはやむを得ません．典型的な場合，あまり

7. メッセージを売り込むには

体も動かさず，抑揚のない声で単調な話し方をします．
- レベル4：ディレクター．感情がこもり，足も地に着いています．おそらくこのタイプが理想的な発表のスタイルでしょう．発表者はあたかもその部屋を指揮しているようで，聴衆の1人1人を見回し，目と目が合ったらアイコンタクトを取ってから，目線を動かします．
- レベル5：部屋に爆弾があるように感じるでしょう．たいへんエネルギッシュですが，普通のプレゼンテーションには向きません．
- レベル6：爆弾を見つけました．ネガティブにしか作用しない高いエネルギーレベルです．
- レベル7： Nervous breakdown.

カリフォルニア人かディレクターモードでプレゼンテーションできるようにしたいものです．何年かの経験によりこのスタイルが有効だと証明されています．そして自信を持って，興味を持ってことに当たるようにしたいものです．声の表現力をつけてください．大事なメッセージを述べるところに来たら，興味のレベルを高めるためにちょっと一休みしてから，そこのところを強調し，必要ならもう一度繰り返して確認しましょう．そして自分の言っていることに興味を持つことが肝要だと覚えてください．これは非常に基礎的なことですが，我々のプレゼンテーションは驚くほどやる気がなさそうに見えてしまうものです．あなたが興味を示さなかったら，聴衆の誰が示すのでしょうか．

まとめとして言えば，プレゼンテーションの中で説得力ある主張がうまくできるにはほんのわずかな簡単なメッセージを提供すればよいのです．聴衆のニーズを知ること，現象ではなく，利点を主張するこ

と，そして（十分な練習を通して）感情と興味の度合いを適切な程度に保つということです．

まとめ
・自分の主張は何か明確にする．そしてその主張はできるだけシンプルな方がよい． ・一つのプレゼンテーションでキーとなる主張は2個か3個までである． ・聴衆がその主張の利点を理解しているか確認する． ・情熱と興味の度合いを適切に保つ．

［文献］
Fisher R, Ury W, Patton B. *Getting to yes*. Century Business Books, 1991.
Kelchcr M. *Better communication skills for work*. BBC Books, 1992.
Senge P M. *The fifth discipline : the art and practice of the learning organisation*. Century Business Books, 1990.

8. スマートな質問のさばき方

「我々は質問するために呼び出される恐れがおおいにある」
アポッスルの法典 xix, 40

　読者は，質問は危険よりもむしろ機会を与えてくれるものだということが分かるだろうと思います．
　古代のフランスのように，この章は三つの部分に分かれています．会議でプレゼンテーションした後の質問にどのように答えるか．メディアからのインタビューにどう答えるか．パネルディスカッションではどう対処するか．

プレゼンテーション後の質問

　話は，退屈になることが分かっている会議で講演するように要請されて，しぶしぶ承諾した有名な物理学者の物語である．彼は気に入っている大学院生にそこに連れてこられていた．到着した時には講演する気持ちはすっかりなくなっていた．そこで，講演するためのパワーポイントで作った資料は準備していたが，講演は学生にさせて，車の中で休むことに決めた．熱心な学生はプレゼンテーションをうまくこなし，ディスカッションも手際よくこなしていたが，特別に難しい質問が投げかけられてしまった．「その質問は私の専門的知識だけでは

答えられない，一般的な問題です」と彼は答え，「ですからそのことについては私の運転手を呼びましょう」．

　この話の信憑性はともかく，ためになることがいくつか含まれています．明らかなことですが，望まない招待は断る努力をすべきです．そしてその招待に対して，誰か同僚を派遣しなければならない時は，あなたの用意した原稿を持っているとはいえ，その同僚が質問に対処することが困難な場合があるということを知っていなければなりません．そして聴衆の理解力や知識をあまり侮ってはいけません．テーマによっては講演している人より，もっとよく知っている人がいるものです．

　そこで我々の仕事です．プレゼンテーション後の質問にどう準備したらよいでしょうか．

・プレゼンテーションそれ自体については，問題点を解決するように試みながら準備を進めてください．プレゼンテーションの中で言うことと，言う必要のないことを自分で選択できるわけですが，質問については予想しかできず，その質問に答える際はプレゼンテーションそのものよりももっと危険が伴います．パリのシャトー・ロンシャンで開かれたフランス人教授たちの社会医学会議で，ヨーロッパ連合について講演するように招かれた際，突然フランス語で話すように要請されました．質問の時間になるまでは，思ったより早く，たいへん順調に進んでいました．そして座長が助け舟を出してくれました．「皆英語ができますので，これからはあなたの国の言葉に変えましょう」．しかし問題は言葉ではなく，質問そのものなのです．したがって準備する時はテーマそのものについてだけでなく，その背後にある問題についても検討しておかなくてはなりません．例えば「成人発症糖尿病におけ

る臨床の進歩」というテーマについて話す時は，疫学，診断法の変遷，治療法，他の病態との関係，社会的，産業衛生学的あるいは経済学的問題についてまで見直しておく必要があります．

・準備する前に聴衆について調べておくべきです．

・どんな質問が出るか予想してみます．そしてどう答えるかリハーサルしましょう．

・その日はちょっとよい服を着てください．ベバリー・バクスター（Beverley Baxter）がかつて「着ている服によってその人の関心度がわかる」と言ったことがあります．故サー・ジョン・ブラザーストン（Sir John Brotherston；当時のスコットランドのCMO；Chief Medical Officer）はかつて背広に身を包んで来たものの，他の人はみなカジュアルな格好をしていたのに気づき，「ちょうどオフィスから来たところです」と言いました．逆にブラックタイ着用のディナーにディナー・ジャケットを着ないで出席する時は，簡単に言い抜けることはできません．ジャケットとネクタイはもしその方がよいと思ったら，脱いでください．実際公式のプレゼンテーションが終わった後，質問でやられる前にジャケットは脱いでおいた方がよいかもしれません．

・リポーターがいるか確認し，もしいればどこの組織の代表かも調べてください．私がスピーチするために待機していた，出席者が典型的に少ない，ある会の年次総会で，その出席者たちは全員執行委員会の委員になるべきだということになりました．几帳面な秘書が名前のリストを作るべきだと主張したため，医学新聞であ

る *Pulse* から来たよく知らない若い人がいることが確認されました．

・座長とよい関係を作りましょう．女性であれば，伝統的に「マダム・チェアマン」と呼ばれたいのか，それとも現代的に「チェア」と呼ばれたいのか確かめましょう．座長はその機会や演者を生かすこともだめにすることもできます．もし何か運営のことで疑問があったら，座長に聞いてください．

・ほどほどに自信があるように見せましょう．陰気にならないで陽気にがんばりましょう．謙遜的な態度はある程度許せます．皮肉ならかまいませんが，嫌味を言うのはよくありません．

・話し言葉でかまいませんからシンプルに話してください．俗語はいけません．簡潔明瞭とただ短くしただけとは異なることを知ってください．流暢なことは賞賛できますが，誰にでも起こりうる吃音も逆に利用することができます．なんとかこれを活用したいものです．多くの人に愛された著名な小児科医であるフレディー・ミラー（Freddie Miller）は嫌味のない吃音でしたが，「どもりは考える時間を与えてくれる長所だ」と言って聞き手の悩みを和らげていました．

・もし才能があればいつも即興でユーモアを言って聴衆を和ませてください．年齢，性，宗教，人種などについて無神経さからくる不当な失言は控えるようにしてください．

・どんなに挑発されてもできるだけ平静にしてください．柔らかく

8. スマートな質問のさばき方

答えて相手の怒りをうまくかわしてください．とくに大切なのは，そうしても誰の権威も傷つかないということです．プレゼンテーション中いつも聴衆とアイコンタクトを取るように気を配ってください．高い壇にならないように，聴衆が少なくて遠くに散らばらないように，よくない照明にならないように天に祈ってください．残念ながら最近そういうことが増えていますが，ベストを尽くすしかありません．反対してぶつぶつ呟く人は無視して，こちらに同情的な聞き手の方に話しかけるようにしましょう．

・質問が出たら，それを聞くと同時になぜその質問がされたかも考えてください．ボディーランゲージが糸口になることもあります．質問した人は真に知りたいのでしょか，それとも自分を印象づけたいだけでしょうか．自分の答えが聴衆に及ぼす影響についても敏感になってください．記者も含めてです．いかなる時も，出された質問には答えなければなりません（あなたは政治家ではないのですから）．

・質問の中に誤解があったら訂正してください．

・座長が質問を要約し，あるいは明確にしてくれます．その際，反応によっては意味合いが変わることがあるので，うまく処理するよう注意してください．

・2回目のプレゼンテーションになるほど話しすぎないように．聴衆がもっと質問したいくらいに留めましょう．補足的質問ができるようにした方がよいと思います．

プレゼンテーション後の質問

・ばかげた質問だと思っても，丁寧な態度で関連した事実を説明し，賢明な質問であるかのように見せることです．

・質問が奥深いものなら，時間がないことを弁解し，あまり詳しい回答はできないことを述べます．質問が幅広いものなら，同じように時間が足りないため幅広くは答えられないと言ってください．

・質問した人が相当知識のある人だったら，その人の意見，説明，情報を受け入れた方がよいでしょう．

・質問に対する答えが分からない時はどうしたらよいでしょうか．スコットランドの有名な劇作家のジェームス・ブリディー（James Bridie）が医学生の時，試験に関してもあまり厳しくなかったよい時代でしたが，膝関節の外的因子による弛緩について質問され，「膝関節の外的因子による弛緩については分かりませんが，肘関節については……」と答えたそうです．気持ちは分かりますが，もっと正直になって自分は知らないということを認めた方がよいと思います．誰かその質問に答えられる人はいないか聞いてみます．もしかしたら質問した人なら答えられるかもしれません．

あなたのプレゼンテーションをじゃまする人がいたらどうしたらよいでしょうか．あごひげを生やし，赤いシャツに緑色のネクタイをした男だとあらかじめ分かっていれば，心の準備ができたかもしれません．座長も助けてくれますが，どうするか決定権があるのはあなただけです．品位を持って対処してください．効果的な方法としては，そ

8. スマートな質問のさばき方

うする意図があってもなくても，その点については後で触れるつもりだと言うことです．

インタビューされる場合

　キース・ジョセフ（Keith Joseph）は1970年代初期の英国のヘルスアドミニストレーションの事務総長としてNHSの組織を立て直した，正直できわめて有能な人でした．話はテレビインタビューがまだ出始めの頃の，彼の最初のテレビインタビューの中で話されたことです．彼はその時新米の大臣でした．彼はどんな質問にも無防備に答えていましたが，終わり頃にはインタビューがひどいものになりそうだという予感を覚えていました．「はい，キースさん」，インタビューアーが答えました，「そのことが心配です」．「それならもう一度しなければなりません」．「しかしキースさん，これはナマですよ」．「だからこそもう一度したいのです」．

　最近の政治家はインタビューのされ方が，とくにテレビの場合はよくトレーニングされています．キース・ジョセフの経験は，インタビューが記録されているか，あるいは生放送されているか，あるいは放送される前に見たり聞いたりして訂正できるのか，を知っていることの重要性を我々に思い出させてくれます．聴衆から質問が来た時，どういう人が読むのか，どういう人が聞くのか，あるいはどういう人が観るのかを知っておかなければなりません．またインタビューアーはどこの組織の代表なのか，そしてインタビューの目的は何であるかを知る必要があります．インタビューアーが豊富な知識を持っていて，ある答えを期待しているということが分かった方がよいでしょう．また同僚や他の人，とくに敵になりそうな人物があなたの側に立ちたい

のか，もしそうなら，どんなことを発言したいのか，さらにその人たちがどういう順番で現れるのかも知りたいところです．いくつかのポイントを用意してください．多くても5個です．どんなに気に食わなくても思慮深く，礼儀正しくしてください．インタビューのテーマがあなたの専門分野に関することであり，あなたのインタビューであることを忘れないでください（そうでなければあなたはそこにいるべきではありません）．あなたの専門性，診療，病院，大学の名誉はあなたの手の中にあります．

　虎の巻として次の点をつけ加えておきます．

・聴衆に言いたいことのポイントを，それが専門的なことであっても一般的なことであっても，明確に示しましょう．聴衆が特別よく知っている人たちでなければ専門用語はあまり使わないようにします．

・些細なことでなければ指摘された間違いは訂正しましょう．

・落とし穴に注意しましょう．例えば「それであなたが言いたいことは」と言うのは間違いで，時間が限られていて答えられないようなたくさんな点についての質問に対しては，「主なポイントは」と答えます．

・統計に注意してください．効果的な時のみ使います．疑問がある時は統計を出さないでください．できるだけ単純に言うようにします．例えば「およそ50%」は「半分」というようにです．

・「私が言いたいことは○つある」とは言わない方がよいです．予

8. スマートな質問のさばき方

想される数より少なかったらみじめです．

・ライバルを中傷するのはいけません．

新聞や雑誌のインタビュー
とくに 2 点注意することがあります．

・勧められた場合でも，オフレコの発言は避けた方がよい．記者が完全に信用できる場合でない限り，オフレコの発言は避けた方が無難です．

・あなたが言ったことは，その後何でも引用される可能性があるということを覚えておいてください．

ラジオまたはテレビのインタビュー
　メディアが何であれ，持ち時間はどのくらいあるのか確認してください．インタビューの長さは，最初の質問に対してあなたがどれくらい説得力ある，あるいは自信ある回答をしたかによります．テレビではとくに平気で途中でカットします．インタビューの内容を保証するために，インタビューアーを説得して言うべきことを言っておいた方がよいかもしれません．好ましいインタビューになるかどうかはあなたにかかっています．ベテランのテレビインタビューアーであるファーガス・ウォルシュ（Fergus Walsh）が 1994 年にある医学会でインタビューした際に，彼は医師会が新しいことは言うはずがないと思っていましたが，「個々の患者に対してだけでなく，その知的職業の名誉にかけても社会全体に対しても明らかに責任を負うており，そのことを自分たちが最初に認めた」ということを医師会が表明してくれた

おかげで，医療資源の限界と1人あたりに使える資源の問題という，当初話し合いたかったテーマにつなげていくことができたということでした．

ラジオやテレビについてあてはまる規則をいくつか挙げておきます．

- 言い過ぎるより言わなさ過ぎる方がよいです．はっと思わせるような簡潔な答え方をするとさらに次の質問を呼び，前もって予定していた時間内に自分の言いたいことを言える時間が取れます．

- 自分の主張を裏づける証拠や例を用意しておきましょう．重ねて主張するために言い訳をしたり，無駄口をたたくのは，たいへん愚かに見えます．

- 「個人的に言えば，私自身はこう考えます」とは言わないようにします．類語を繰り返さないこと．「私はこう思う」とは，あなたが知らないということを意味しています．「さあ」という言葉で始めないでください．「ウム」，「あー」，というような言葉もよくありません．「あなたも知っているでしょう（'you know'）」という言葉も避けてください．

- 自信があるように，そして情熱的にしゃべってください（テレビでは見かけ上もそう見えるように）．

- 自分が本当はどう思っていてもうれしそうに答えましょう．インタビューアーはあなたが望んでいるより，よりよくあるいはより悪く見せることができるものです．

8. スマートな質問のさばき方

・自分の話が完了したら動作を止めてください．

メディアにはそれぞれ長所と短所があります．したがって両者に適合できる一般的な法則もありますが，それぞれにあてはまる特異的なポイントもあります．ラジオはテレビよりは聞き手の気を散らす要素がありません．ラジオは音声に意味があり，テレビはイメージが重要です．見えるということはメッセージをぼかすことがある一方で，増強もします．服装としゃべることとは互いに補い合います．プロフェッショナルであることが成功へのパスポートです．カメラを無視し，インタビューアーを見てください．彼はカメラよりもおもしろい人です．そのうえ，そのインタビューアーのボディーランゲージを読み取る必要もあります．彼らの意味深長なポーズに騙されないでください．そしてインタビューアーが黙っている時に，無関係なことを言わないように気をつけてください．発表中の身体的な態度にも注意してください．壇上にしっかり立つ，あるいは背筋を伸ばして椅子に座ってください．体を揺すったりしてはいけません．紹介してくれたことに謝意を表し，笑顔とともに去りましょう．登場部分がインタビューの始めに使われるかもしれません．元気よく，そしてビジネスライクに見せてください．スマートな紙挟みはよいですが，本を何冊も持つのは関心しません．移動式図書館がないと何もできないと思われてしまいます．

パネルディスカッション

著名な哲学の教授ジョード（Joad）は，BBC の視聴者の疑問に答える番組の専門解答者の一人でしたが，テレビが出現する前のあるラ

ジオ番組で，簡単な質問に対して強調するところを変えることによって，その質問の意味を変えたことがあります．この逸話のポイントは，パネルディスカッションは1対1の質疑応答やインタビューとは異なるということです．つまりパネルディスカッションでは，質問を変えたりすることによって最初の質問よりもおもしろく，またより有効なディスカッションに導くことがあり得ます．しかしあなたの解答は最初の質問に対して適切でなければなりませんし，パネルの他のメンバーの解答より勝っているようでもまずいと思います．いずれにせよパネルのメンバーの間ではどうしても，友情ではなく競争の要素が入るのは避けられません．そしてそのメンバーは自分の知識をひけらかすことや，知らないことを隠すのに一生懸命になりがちです．

　適切な声色を探し出すことがいちばん難しいことです．皆が調子を合わせているとよい討論になりますが，調子が合わず，ただ衝突するのは建設的ではありません．パネルのメンバーはたとえ挑発されても，同僚のじゃまをしたくなる誘惑を振り払わなければなりませんが，もし助けを頼まれたらそれに応える準備もしておかなければなりません．逸話や機知や独創性はいつでも効果があります．その他，座長はあまり目立たないようにするものですが，彼も重要な人物です．とくに，そのミーティングを取り仕切ろうとしている人をコントロールしたり，あまり活発でないメンバーを話に参加させるために大切です．座長は発言の順番を決めたり，一人が質問に困った時にすぐ別のメンバーに答えてもらうようにしたりします．

　時には座長は質問をオープンにし，あなたはすぐ答えられるかどうか決めなければならないことがあります．あなたなら発言しますか，それとも待ちますか．もし答えを知っていたら，他のメンバーが考えている間に進めてもよいでしょう．その人たちはあなたの意見に従うか，さもなければ賛成しない理由を言わなければなりません．あなた

につけ加えることがなければ黙っているか，あるいはもうつけ加えることがないと言って，他の人たちを喜ばせればよいでしょう．

トビー・ベルチ（Toby Belch）の次の言葉で結びとしましょう．「勉強したこと以外何も言えないものだ」．

まとめ

・プレゼンテーションの準備をする時は，どんな質問が来そうかも考えておく．
・聴衆の性格に話を合わせる．
・インタビューされたら五つのポイントを準備し，礼儀正しく，しかし注意深く答えるように気をつける．
・パネルのメンバーの時は適切に答えるように努め，同僚の言うことに口を挟まない．

［文献］
Media Tips. *BMA Public Affairs Division*, 2000.

9. 下手な発表をするには

　招待状が届きました．ローマ法王，ビル・クリントン，マドンナ，チョムスキーと同じプログラムで講演するようにという招待状です．あなたは興奮のあまり，それと同じような招待状を以前受け取ったことがあり，しかもどういうわけかそういった有名人たちが誰も現れなかったことを忘れてしまっています．その有名人たちのかわりに名前も知らない人が出てきて，まったくつまらない会になったのです．招待状を受け取ってから，それをすっかり忘れることで仕返しをすることもできます．あれから2年後，フィレンツェで講演が始まろうとする15分前に，ロンドンのオフィスにいるあなたのところに，どこにいるのかと電話がかかってきます．

　「申し訳ありません．忘れていました」とあなたが答えます．

　「気になさらないでください」と陽気な声で応答があります．「マドンナさんに20分話を延ばしてもらうように頼むつもりです．講演を聴きに来ている大金持の外科医たちも，あなたがいらっしゃらないのをたいへん残念がっているようですが，マドンナさんになんとかあなたの時間を埋めてもらいます」．

　プレゼンテーションをだめにするどころか，その外科医のカンファレンスを有意義にしたかもしれません．しかし講演を引き受けたことを忘れることは下手な発表をするにはよい方法です．別の方法は遅れて行くことです．あまり遅れすぎても，聴衆は次の5人の演者に期待

することにして，あなたの講演をキャンセルするだけだと思います．いちばんよい遅れ方は，座長のつまらないジョークも出尽くして，次の演者をまさに紹介しようとしている頃，おそらく予定の8分後頃に到着することです．演壇に大急ぎで上がり，両手を大袈裟に振り，一生懸命に弁解します．もしできれば，その途中でつまずくのもよいでしょう．演壇に立ったら，ノートを探したり，次のことを言うのに5分かけます．「すみません．試写室で87枚のスライドを渡す時間がありませんでした」．またはこう叫んでもかまいません．「発表用のパワーポイントがこのディスクのどこかにあるはずです」．そう言いながら，100個もある同じようなファイル名をスクリーンに映してみるのです．

　私が最初に言いたかったことは，下手な発表の仕方は非常に多く，おそらく無限にあるということです．トルストイ（Tolstoy）は『アンナ・カレーニナ』の冒頭にこう述べています．「幸福な家庭は皆同じに見えるが，不幸な家庭はそれぞれ異なった理由があって不幸なのである」．口頭発表の場合も同じことが言えます．よい発表は皆似ており，悪い発表にはさまざまなタイプがあります．

下手な発表のための準備

　下手な発表のための準備の仕方の一つとして，まったく準備をしないということがあります．壇上に立ち，口を開け，どんなことが起こるか考えてください．幸いなことにあなたの講演は支離滅裂で散漫なものになるでしょう．しかしこれはリスクの高い戦術です．なぜなら自然すぎて見破られてしまう可能性があるからです．医学関係のプレゼンテーションは周到な用意をして臨むのが普通で，自然に振舞うと

聴衆や発表者を元気づけます．元気づけることはどうしても阻止しなければいけません．発表者は真実によって身動きできなくなるかもしれません．「私はこの新しい薬剤の販売を促進するように言われていましたが，テムズ川に投げることは怖くてできませんでした．なぜならそこに住んでいる小魚にとっては毒になる可能性があるからです」．正しいことは，それがたとえ呟くように言われても聴衆を動かさずにはおかないものです．

　本当に下手なプレゼンテーションをするには入念な準備が必要です．的外れな聴衆のために準備することも，下手な発表をするには役立ちます．イタリア人相手に講演するように依頼されたら，ドイツ語で講演しましょう．聴衆が15歳の子供たちだったら，ノーベル賞受賞者も困らせるような複雑な話をしたらどうでしょう．非常に複雑な講演をするのが，いちばんよい戦術です．「国民の知性を過小評価しても誰も損はしませんよ」と言ったのはバーナム（Barnum）でしたか，それともリチャード・ニクソン（Richard Nixon）でしたか，まあ誰でもよいのですが，聴衆が教授たちの場合，あなたの単純化しすぎた発表が意外に受け入れられることに驚くはずです．

　ひどく長いプレゼンテーションを準備する方法もあります．長すぎることはよいことです．講演が短すぎれば聴衆は喜ぶでしょう．それは自分たちがおしゃべりをする時間が増えるからです．しかし長すぎるのはいつも効果があります．たとえ講演が知性と学識に富んだものであっても，です．

　もう一つの策略は与えられたテーマを無視することです．時間をたっぷりかけて磨きに磨き，尽きない興味を削って完璧にしたポイントについてただ単にプレゼンテーションすればよいのです．幸い聴衆はそのことは今まで何度も聴いています．悪いプレゼンテーションをするためのもう一つの方法は，すごく長くてつまらない履歴書を主催者

に送ることです．座長があなたのうんざりするようなつまらない履歴を一本調子で長々と読み上げたら，あなたの発表はもっと悪くなること請け合いです．講演がもう終わるものと思われてから，講演を始めるような気持ちになるはずです．そうなったら聴衆はがっかりします．

下手な発表をするための補助

　下手な発表をするための補助となってくれるものということになりますと，そのような発表をしたいと思っている人のために，標準となるものが浮上してきます．実際，補助なしに本当にひどいプレゼンテーションをすることは不可能です．これは新しい技術が非常に役に立つ分野です．第一級の下手なプレゼンテーションは通常，いろいろなメディアを使って行われる場合にできます．長くて理解できない下手なビデオ，聞き取れないテープ，調音できない音楽，見つけることも壊すこともできない小道具，そしてソフトウェアが提供してくれるさまざまな特徴を使ったパワーポイントによるプレゼンテーション．さらにそれと関連するネットワークも，下手なプレゼンテーションというケーキの糖衣となり得ます．

　悪いスライドは下手なプレゼンテーションにとって昔からの理解者です．枚数が多すぎなくてはいけません．書いてあることが多すぎ，しかも最前列の人にも読めない小さな字でなければなりません．できる限り早送りし，順番が違っていたり，上下も逆にしておくべきです．たくさんのデータと複雑なグラフを入れ，あるポイントでこう言うのです．「このスライドはあらゆる規則に違反しています．しかし……」．そして言おうとしていることと，スライドに書いてあること

とが食い違っているのが理想です．聴衆が政治的にはまともな場合は，ヌードの女性のスライドを途中で見せるとなかなか効果的です．そしてこう言います．「わたしの美人秘書は，皆さんもお認めいただけると思いますが，少し頭でっかちです」．しかし，騒動は起こさないでください．さもないとあなたのプレゼンテーションは最もひどく，最も記憶すべきものとして一般に認められてしまいます．

　スライドを使う場合はパワーポイントで作るのがベストです．というのは，たくさんの情報をより速くプレゼンテーションすることができ，フォントや色も多いからです．また動画や点滅するシグナルを使って複雑さを増し，その一方で伝わる情報をなくすからです．

　あまり使われない補助手段としては動物や子供もあります．あなたの子供全員とペット，さらには両親まで聴衆に見せてみましょうか．そうしたら聴衆は皆げんなりして，下手なプレゼンテーションとしてのポイントはますます上がります．

下手なプレゼンテーションを作る

　下手なプレゼンテーションの基本は退屈させることです．退屈でなければ下手なプレゼンテーションから差し引くものがありません．おかしな服や普段着ない服は着用しないことです．聴衆を見ないこと．発表はもぐもぐ呟くようにし，原稿をただ棒読みするというのも OK です．棒読みの発表はそれだけで十分悪いプレゼンテーションです．しかしもっと効果的なのは副文節が多く，長くて複雑な文章を使うことです．プルースト（Proust）のように複雑な文章にし，文法も間違えてください．間違っている箇所を力説して，あなたが言おうとしていることが聴衆には分からないようにしましょう．

9. 下手な発表をするには

　聴衆を苦しめましょう．10分間話したらこう言います．「私がお話しようとしているのはこのことです」．そしてまた20分話したらこう言います．「今，話の中心に差しかかっています」．10分後にはさらに言います．「最後ですが」．それを次の15分の間に最低5回は言います．

　退屈させるいちばんよい方法は時間をオーバーしてしゃべることです．座長が止めさせようとしたら「これはたいへん大切なところです」，というようなことを言ってみます．もちろん，そこのところはたいして重要でないことはあなたも承知しています．なぜなら重要なことは聴衆を退屈させないからです．重要でないことを集中して大げさに言うのもよいことです．横柄さや傲慢さがあると，下手なプレゼンテーションがもっと下手に見えます．聴衆を侮辱するような手もありますが，それは危険でしょう．というのは，侮辱すると講演がおもしろくなってしまうからです．刺激的な雰囲気は，そこにたとえ怒りや当惑が混ざっていたとしても，下手なプレゼンテーションを失敗させることになるのは確かです．

終わりに

　本当に下手なプレゼンテーションでは質問もめったに出ません．早く帰りたくなるだけです．もしあなたのプレゼンテーションで質問が出たら，下手な講演をすることができなかったことになります．しかしすべてが失われるわけではありません．退屈させる，非常に複雑にする，時間をオーバーしてしゃべる，というような基本的なルールに忠実であれば，下手なプレゼンテーションの助けとなります．質問に答えることについての付け足しの規則としては，質問にはどんなこと

終わりに

があっても答えないということがあります．一度「それでお答えになりましたでしょうか」，と言ってしまってください．質問者が侮辱されたと感じ，何も言わなかったら，それ以上その質問に答えることはありません．この公式は必要なら繰り返し使ってもかまいません．しかし3回以上使うことはほとんどないでしょう．

　このガイドは長い経験に基づいて書いたものです．私はたくさんの失敗をしてきました．これからもするでしょう．カート・ボネグット（Kurt Vonnegut）が，自分がニューヨーク大学の講師だった頃は自分が眠ってしまうほど，自分の講義は下手だったと自慢していました．私もマンチェスターで科学の創造性という題で講演した時，聴衆が皆ほとんど意識を失いかけ，その時突然思ったものです．「これはまったくばかげたことだ，まったく」と．私は講演を止めてこう言おうと思いました．「皆さんも私も楽しくないようです．話を止めてパブに行きましょう」．私は講演を止めませんでした．しかし止めたら相当ひどいプレゼンテーションになっただろうと思います．

まとめ

- よいプレゼンテーションはどれも似ているが，下手なものにはさまざまなタイプがある．
- 準備不足，聴衆を見誤って準備する，時間をオーバーしたり，逆に終わるのが早すぎる，テーマを無視する，などはすべて下手なプレゼンテーションをするのに貢献する．
- 視覚材料の質が悪いとか，数が多すぎたり内容が盛り沢山すぎると障害となる．
- ぶつぶつ呟いたり，原稿を棒読みする，あるいはアイコンタク

9. 下手な発表をするには

トを取らないといったことはすべて退屈な講演の証拠である．
・下手なプレゼンテーションではふつう質問は出ない．

10. 名座長とは

 学術会議の座長を務めることは人生のいろいろなことに似ています．よい仕事をしても気づいてくれず，名前も覚えてくれませんが，仕事ぶりがまずいと何かにつけて非難され，それは自宅にスライドを置いてきてしまった支離滅裂な講演者からも言われます．名座長と言われる鍵は自宅でしっかり予習することにあります．

どういう種類の会議か

 座長の役割と責任は会議の種類によります．小さな，1日で終わる学会の集まりの時の，若手を中心とした自由討論のセッションの司会をすることでこの仕事を始めるのが普通です．会場はおそらく慣れた場所で，聴衆の数は少なく，雰囲気も好意的で，講演する人も緊張のあまり動けなくなっています．そのうち自然に，より大きな，あるいは国際的なカンファレンスになり，同時進行で数日間にわたったり，さらに激しい敵対するような雰囲気での会議までひろがっていきます．

 わたしはアドバイスするにあたって，大勢の人が「最悪のシナリオ」と考えていることを選んでみました．会議は海外で開かれた，有名な世界会議です．半日のシンポジウムで，演者は6人，自分の親し

みのある分野ですが，専門のところではありません．会場はカンファレンスセンターで，他にホテルを使います．あなたの知らない都市です．シンポジウムを組織した人はあなたではなく，あなたが知っている演者はいません．国際的な評判はあなたも含めて，そういうところで得たり，失ったりするのだろうと思います．このようなまれな状況を設定して，より悪い環境でも適応できる原則を述べたいと思います．

最重要原則： はやく始める

会議の3カ月前

演者および彼らの仕事について知る．この頃は作業は比較的単純です．出発点としてMedlineやPubmedなどのデータベースで演者の名前を調べてみます．発表論文のリストをプリントし，会議のテーマと関連するものを探します．時として別冊をもらい，読んでみます．これで演者がその領域で何年くらい仕事をしてきたか，論争になっているところ，最近の進歩などの概略がつかめます．

会議の2カ月前

その頃までには会議の抄録集が印刷され，座長であるあなたのところにも担当するセッションの抄録のコピーが送られてきます．もし送ってきていなかったら，送るように依頼します．それと同時に演者にも郵便（手紙），電話かEメールでコンタクトを取ります．

演者とコンタクトを取る時はEメールの方がよいでしょう．その方が詳細な話ができ，演者全員の抄録のコピーも送れますし，お互いに連絡するように勧めることもできます．スライドを見せ合うことす

らできます(パワーポイントならメールに添えて世界中どこへでも送れます.それだけがパワーポイントの利点だと言う人もいます).このメールによる意見交換の目的はプログラムを確認し,同じようなイントロダクションをしないようにすることにあります.演者がお互いに承知しない時は,あなたが審判なのです.

演者が使うパソコンによるスライドについては主催者からもっと情報を仕入れておくべきです.

・フォーマットは何か(PC, Mac).
・プレゼンテーションのソフトは何か(パワーポイントか).
・どんな媒体を使うか(CD, Zip‒drive, フロッピーなど).

そしてどの演者がコンピューターグラフィックスを使い,その人は適切なフォーマットが分かっているかを確認します.発表者には自分のラップトップと発表に使うソフトを完全な形で持参するように伝えておいた方がよいです.もし機械が正常に作動しなければ,いつでもダウンロードできます.

この時点でセッションの参加者全員が,会場,日時,自分の持ち時間(例えば,25分講演,10分間質問など)を間違いなく把握しているか,確認する必要があります.セッションの始まる15分前には到着するように演者に伝えておきます.今印刷中の論文のコピーを頼んでおくのもよいでしょう.こうしておけば後でびっくりさせられることもありません.

二つのプロジェクターやビデオが必要だというような要望も会議の事務局に伝えておきます.

もし可能なら,セッションの前日に演者たちのための社交の場を設けることを考えてください.この時は会議場でコーヒーだけでもよい

ですし，食事をしてもかまいません．これは同じプログラムでスーパースターと一緒に講演しなければならない若手の演者がいる時はとくに大切です．会議の前にこの許可が取れていれば幸いです．ミーティングの事務局が会場を確保し，予約してくれることもあります．

セッションの1-2日前
●会場関係●

同じ会場の別のセッションに参加するべきです．座長として会場の技術的な事柄について明確になり，演者たちに教えることが可能になります．他の人たちの間違いから勉強する機会も得られます．

●何に気をつけるべきか●

・演者にマイクが必要か．演壇に備えつけられているか，コードレスか．

・声はよく聞こえるか．会場のあちこち別の場所に座って確かめる．

・スライドは演者が自分で操作するのか，係の人がいるのか．

・係の人がいる場合，英語が分かる人か．とくにフォーカス，進める，戻す，次のスライド，などの言葉が分かる人か．

・普通のスライドとコンピューターグラフィックスの両方ともうまく使えるか．当日，スライドで失敗したらそれ以上の災難はありません．

・フロアーからの質問の時はマイクが必要か．必要なら個数は揃っているか．マイクのある場所はすぐ分かるか．

・壇上の人や聴衆は質問が聞き取れるか．

・会場は場所が分かりやすいか．矢印などの案内があるか．

・発表中，係の人がそこにいるか．もしいなければ緊急の時はどうするのか．

・会場の室温や換気はOKか．

上記の点については細かすぎるとか，そこまで座長には責任はないという人もいると思います．しかし前もって重大な問題が見つかったら，直しておいた方がよいに決まっています．当日になって分かっても遅すぎます．

● 演者関係 ●

座長として，またとくに主催者であればいちばん心配なのは演者が間違いなく来てくれるかということです．

事務局の人と一緒に，その人たちがレジストレーションしたか（すなわち会場に到着したか）調べれば安心です．その時に，彼らの滞在先のことが詳しく分かり，会議やソーシャルプログラムに関係した時刻や場所を確認することができます．

演者にはセッションの15分前には必ず到着するように確認しておきます．

当日

セッションが始まる30分前には到着します．

・注意事項が掲示されていないかチェックする．

・オーディオやビデオ担当の人に自己紹介し，全員の演者からスライドを受け取ったか確認する（朝のセッションでは前日に，また午後のセッションでは早朝に受け取るのが普通）．そしてはっきり分かるようにラベルが貼ってあるか，上下などを確認してあるか，プロジェクターの中で詰まってしまわないかなどを確かめてあるか，チェックする．コンピューター操作による他のグラフィックスもチェックしてあるか確認する．係の人がスライドの順番が分かっているか確認する．

・その他特別に頼まれたもの，例えばビデオなどが揃っているかチェックする．

・音響とレーザーポインターを確認する（予備のレーザーポインターを携帯する）．

・水と清潔なコップが準備してあるかチェックする．

・セッションのタイトルをスライドかOHPで聴衆に示すのが望ましい．あなたは間違った部屋に入ったことはありませんか．

・開始15分前に演者に集まってもらい，ブリーフィングをしてもらう．これには次のことが含まれます．以前に会ったことがない

演者を紹介する．スライド，グラフィックス，音響と照明について確認する．持ち時間について，終了5分前と終了時間になった時に知らされることを伝える（目で見える合図がベストです）．若手や経験の少ない演者に安心するように言葉をかける．トイレに行っておく（2時間は部屋から出られません）．

さあ始める準備は全部できました．

・時間どおりセッションを始める．時間に沿って進行できなかったら，それぞれの演者にも時間を守ることを強要しない．

・自己紹介をし，コーヒーブレイク，食事などのことを説明する．場合によっては座長が短いイントロダクションをすることがある．これはごく短くすること．

・プレゼンテーションの紹介をする（タイトルと演者を言う）．

・演者に時間を厳守するように確認する．延長する時間は，ディスカッションの時間が5分の時は1-2分，10分の時は3分が限度．

　もし演者が，時間が来たことを教えるあなたのサインを無視したら，講演を中断して，丁寧に，しかしはっきりと，結論を述べるように促します．演者に時間をオーバーするのを許すことほど職業上の倫理に反し，失礼なことはありません．時間超過する演者はたいてい，自分が言おうとしていることは，他の人より重要なことです，と言いますが，そう言わせないようにするのがあなたの役目です．それぞれ

10. 名座長とは

のプレゼンテーションの終わりに演者に謝辞を述べ，質問やコメントがないかフロアーに聞きます．質問，コメントをする人には所属，名前を言ってもらいます．聴衆に質問が聞こえているか確認し，場合によっては質問を繰り返してもらいます．

・質問は短くしてもらう．質問する人が講義をするようなことは認めてはいけません．

・答えも短くしてもらう．答える人に講義をさせてはいけません．

・質問したい人が全員質問できるように気を配る（時間が許せば）．もし時間が来てしまったら，質問できなかった人を覚えておき，後で質問する機会を与えるように努力してください．

・1人か2人の人が質問時間を独占しないように気をつける．

・議論が白熱してきたら，間に入って冷静にさせる．

・フロアーから質問がなかったら，自分からできるように一，二の質問を用意しておく．こういうことはめったにありませんが，起こり得ますので，前もって準備しておけば演者も座長も困らないですみます．

・時間内に終わるようにする．コーヒーブレイクや昼食の時間を削るのはその係の人や聴衆には迷惑です．

●セッションの終わりに●

・演者，主催者，スポンサー，聴衆に公式に謝辞を述べます．演者や技術者への個人的な謝辞も述べて結構です．

・自分の務めが無事うまくいったことに対して自分を褒めましょう（たぶん誰も褒めてはくれません）．そして会議の残りを楽しみましょう．

まとめ

・名座長の鍵は事前に十分下調べをすること．
・座長の役割と責任は会議の種類によって異なる．
・会議の数カ月前には演者とその仕事について調べておく．
・演者がどのような視覚材料を使用するのかを知り，自分も会場でその調整法などを確認しておく．
・当日は早めに会場に行き，すべてうまくいっているか，予定どおり進んでいるかチェックする．
・演者が自分の時間を守るように念を押す．

索　引

あ　行

アイコンタクト　4, 72
アブストラクト　14
アンチョコカード　4

医学用語　3
インタビュー　88
　　新聞や雑誌の——　90
　　ラジオまたはテレビの——　90
インタビューアー　88
イントロダクション　18

円グラフ　43
演壇　5, 28

OHP　5, 65
オーガナイザー　13, 20
オーバーヘッドプロジェクター　5, 65
音響　66

か　行

会場　4, 103
ガイドライン　12
学会　14
簡潔明瞭　5
感情的プレゼンテーション　79
冠講演会　35

機械設備　4

記念講演　16, 34, 36
教育講演　16, 33
共同研究者　31

グラフィックス　51, 56

ゲスト講演　34
結論　19
研究会　20
原稿　17
原則　1

講演
　　——のタイトル　16
　　——のレベル　15
　　5分間の——　29
　　15分間の——　31
　　45分間の——　33
講演時間　18
ゴールデンルール　67
国際会議　19, 25
国際学会　38
黒板　26
5分間の講演　29
コミュニケーション　1

さ　行

座長　28, 83
35 mm スライド　50

視覚材料　8, 18, 29

索　引

色彩　40, 52
質問　9, 82
質問時間　14
CD–ROM　52
シート　30
15分間の講演　31
終盤　5
主題　14
準備　10, 29
招待講演　12, 33
招待状　13
情報　17
症例報告　29
抄録集　104
書体　40
序盤　5
支離滅裂　96
心配　3
新聞や雑誌のインタビュー　90
シンポジウム　13, 34

スピード　25
スペルチェッカー　53
スモール・グループ・ティーチング　26
スライド　7, 55
　——の色　41
　——のテキストビルディング　55
　——の背景　53
スライド送り　55
スライドプロジェクター　5

セッション　7
線グラフ　44
専門用語　3

速度　25
ソーシャルプログラム　107

た　行

タイマー　61
立ち居振舞い　68

中盤　5
聴衆　1, 3, 15
聴衆のレベル　15
チョーク　26

デジタル写真　56
デジタルビデオ　58
テーマ　13

統計　89
登壇　64

は　行

配色　43
媒体　7
パソコン　5, 51
バックアップ　52
ハードディスク　52
パネルディスカッション　92
パワーポイント　5, 27, 39, 50

ビデオ　5, 39

フォーマット　40, 41
フォント　40, 41
服装　24
フリップチャート　37
British Medical Journal　46
プレゼンテーションのプロセス　78
プロジェクター　26
フロッピー　5
文献　19

索　引

下手な発表　95, 96

ポインター　29
ボディーランゲージ　86
本文　42

ま　行

マイク　28, 50
マイクロソフト　39

ミニレビュー　29

名座長　4
メッセージ　74

持ち時間　105

や　行

45分間の講演　33

ら　行

ラジオまたはテレビのインタビュー
　　90

リハーサル　4, 33
リポーター　84

レイアウト　40, 41
レーザーポインター　5
レジストレーション　107

ロゴマーク　40

訳者略歴

代田 常道 (しろた・つねみち)

- 1948年　長野県に生まれる
- 1974年　東京医科大学卒業
- 1997年　東京医科大学内科第三講座助教授・医学博士
  　　　　現在に至る

J. Patrick Barron

- 1948年　スコットランドに生まれる
- 1975年　ロンドン大学大学院東洋アフリカ研究学部博士課程修了
- 1980年　聖マリアンナ医科大学助教授
- 1991年　東京医科大学国際医学情報センター教授
  　　　　現在に至る

医学口頭発表のエッセンス　　　定価はカバーに表示

2004年2月1日　初版第1刷

訳　者	代　田　常　道
	J．P．バ　ロ　ン
発行者	朝　倉　邦　造
発行所	株式会社　朝　倉　書　店

東京都新宿区新小川町 6-29
郵　便　番　号　162-8707
電　　話　03(3260)0141
Ｆ Ａ Ｘ　03(3260)0180
http://www.asakura.co.jp

〈検印省略〉

© 2004〈無断複写・転載を禁ず〉　　　シナノ・渡辺製本

ISBN 4-254-30077-8　C 3047　　　Printed in Japan